Grundlagen der Wissenschaft verstehen

Annette Kerckhoff · Sabine Salome Fesel

Grundlagen der Wissenschaft verstehen

Ein Einstieg für Gesundheitsberufe

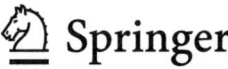

Annette Kerckhoff
Medizinpädagogik/Gesundheit
DHGS Deutsche Hochschule für
Gesundheit und Sport
Berlin, Deutschland

Sabine Salome Fesel
Medizinpädagogik/Gesundheit
DHGS Deutsche Hochschule für
Gesundheit und Sport
Unna, Deutschland

ISBN 978-3-662-71505-5   ISBN 978-3-662-71506-2 (eBook)
https://doi.org/10.1007/978-3-662-71506-2

Die Deutsche Nationalbibliothek verzeichnet diese Publikation in der Deutschen Nationalbibliografie; detaillierte bibliografische Daten sind im Internet über https://portal.dnb.de abrufbar.

© Der/die Herausgeber bzw. der/die Autor(en), exklusiv lizenziert an Springer-Verlag GmbH, DE, ein Teil von Springer Nature 2025

Das Werk einschließlich aller seiner Teile ist urheberrechtlich geschützt. Jede Verwertung, die nicht ausdrücklich vom Urheberrechtsgesetz zugelassen ist, bedarf der vorherigen Zustimmung des Verlags. Das gilt insbesondere für Vervielfältigungen, Bearbeitungen, Übersetzungen, Mikroverfilmungen und die Einspeicherung und Verarbeitung in elektronischen Systemen.
Die Wiedergabe von allgemein beschreibenden Bezeichnungen, Marken, Unternehmensnamen etc. in diesem Werk bedeutet nicht, dass diese frei durch jede Person benutzt werden dürfen. Die Berechtigung zur Benutzung unterliegt, auch ohne gesonderten Hinweis hierzu, den Regeln des Markenrechts. Die Rechte des/der jeweiligen Zeicheninhaber*in sind zu beachten.
Der Verlag, die Autor*innen und die Herausgeber*innen gehen davon aus, dass die Angaben und Informationen in diesem Werk zum Zeitpunkt der Veröffentlichung vollständig und korrekt sind. Weder der Verlag noch die Autor*innen oder die Herausgeber*innen übernehmen, ausdrücklich oder implizit, Gewähr für den Inhalt des Werkes, etwaige Fehler oder Äußerungen. Der Verlag bleibt im Hinblick auf geografische Zuordnungen und Gebietsbezeichnungen in veröffentlichten Karten und Institutionsadressen neutral.

Springer ist ein Imprint der eingetragenen Gesellschaft Springer-Verlag GmbH, DE und ist ein Teil von Springer Nature.
Die Anschrift der Gesellschaft ist: Heidelberger Platz 3, 14197 Berlin, Germany

Wenn Sie dieses Produkt entsorgen, geben Sie das Papier bitte zum Recycling.

Vorwort

Liebe Leserinnen, liebe Leser,

Sie denken darüber nach, einen Gesundheitsberuf zu ergreifen, sind bereits in der Ausbildung oder arbeiten schon in einem Gesundheitsberuf? Vielleicht liebäugeln Sie mit dem Gedanken, die Ausbildung mit einem Studium zu verbinden und dual zu studieren, vielleicht auch nach einer bereits absolvierten Ausbildung zu studieren und sich so beruflich weiterzuentwickeln? Vielleicht möchten Sie gerne einmal „einfach so" in die Wissenschaft hineinschnuppern?

Wir, die Autorinnen dieses Buches, sind zwei Professorinnen Seit einigen Jahren führen wir Angehörige der Gesundheitsberufe zum Bachelorabschluss. Wir erklären die Prinzipien von Wissenschaft und wie man eine eigene Bachelorarbeit schreibt.

Wenn wir die Besucher:innen unserer Info-Veranstaltungen zu den Studiengängen in den Gesundheitsberufen oder auch die Erstsemester in den ersten Lehrveranstaltungen fragen, wovor sie am meisten Angst haben, kommt fast immer die Antwort: „Das wissenschaftliche Arbeiten!" Dann halten wir gerne einen Stapel fertiger Bachelorarbeiten unserer Studierenden hoch, mit den Worten: „Die Studierenden, deren Arbeiten wir hier hochhalten, haben vor drei Jahren genauso unsicher in der Info-Veranstaltung oder im ersten Seminar gesessen wie Sie. Und wenn die das schaffen, dann schaffen Sie es auch – und in drei Jahren halten Sie *Ihre* Arbeiten hoch!" Auch wenn die Interessent:innen und Studierenden dann noch etwas ungläubig schauen, so fällt doch etwas Stress von ihnen ab: Wissenschaftliches Arbeiten scheint also machbar zu sein. Und eine Bachelorarbeit auch.

Das Gleiche gilt für Sie als Leser:innen. Auch Ihnen möchten wir die Angst nehmen – und einen ersten Einblick vermitteln, worum es beim wissenschaftlichen Arbeiten geht: Die „Sprache der Wissenschaft" kann gelernt werden.

Warum aber lohnt es sich, das Vokabular, das Denken und die Methoden der Wissenschaft und Forschung zu lernen? Warum möchten wir Sie anregen, Studien zu lesen, auf Kongresse zu gehen und – ja! – auch zu studieren?

- Weil Wissenschaft dazu dient, der Wahrheit etwas näher zu kommen.
- Weil die Akademisierung der Gesundheitsberufe in anderen Ländern viel weiter fortgeschritten ist als in Deutschland und man dadurch den internationalen Anschluss bekommt.
- Weil die Sprache der Wissenschaft heute die Sprache ist, um sich interprofessionell auszutauschen.

Viele unserer Studierenden hätten bei Studienbeginn nicht gedacht, wie begeistert sie sich später mit eigenen Forschungsfragen beschäftigen und Sachen auf den Grund gehen, die sie schon länger umtreiben. Manche dieser Arbeiten werden Sie in diesem Buch kennenlernen. Und Sie werden merken: Wissenschaft ist spannender, als Sie vielleicht denken. Wie eine Studierende das als Kommentar in der ersten Vorlesung zur Wissenschaft schrieb: „Das macht Spaß! Ich dachte, das Thema wäre so ‚trocken'. Ist aber eigentlich sehr kreativ." Und Wissenschaft ist auch wie ein Puzzle, das sich aus vielen Erkenntnissen zusammensetzt.

Zum Aufbau und Umgang mit diesem Buch: Es hat zwei Teile – von zwei Autorinnen. Annette Kerckhoff hat die Kap. 1–3 geschrieben, Sabine Fesel die Kap. 4–6.

Diese beiden Teile sind wie eine Klammer zu sehen: In Teil 1 werden Sie abgeholt und eingeführt ins wissenschaftliche Denken – mit Alltagssprache. In unseren Studiengängen für Gesundheitsberufe befinden sich diese Lerninhalte ganz am Anfang des Studiums. Teil 2 bereitet Sie gezielt auf das eigene wissenschaftliche Arbeiten, insbesondere die Bachelorarbeit, vor. Das merken Sie an dem Text aus Teil 2, der deutlich mehr voraussetzt – mit Fachsprache.

Wir haben diese Struktur bewusst gewählt: Denn so kann unser Buch nicht nur dazu dienen, Ihnen einen Einstieg zu bieten, sondern ist zudem auch später ein Nachschlagewerk, ein Handbuch und im besten Fall ein hilfreicher Begleiter für Studien- und Abschlussarbeiten, von dem Sie durch das ganze Studium hindurch profitieren.

Prof. Dr. Annette Kerckhoff
a.kerckhoff@t-online.de

Prof. Dr. Sabine Salome Fesel
sabine.fesel@dhgs-hochschule.de

Danksagung Den Sinn und die Möglichkeiten von Wissenschaft für Praktiker:innen aufzubereiten und im besten Fall für das wissenschaftliche Denken zu begeistern, ist eine Aufgabe, die auch uns Professor:innen vor eine neue Herausforderung gestellt hat. Dies gelang vor allem durch den Austausch mit unseren Studierenden, die immer wieder neue Fragen stellten und praktische Beispiele einforderten, möglichst aus ihrem eigenen Berufsfeld. Ein Dank an alle, die engagiert bei den Seminaren mitgemacht und uns mit genau den Fragen gelöchert haben, die wir nun hier schriftlich beantworten.

Einige Studierende haben sich dabei besonders engagiert eingebracht: Emma Graf, Anne Düßler, Patrick Bouvier und Nina Klier. Danken möchten wir auch den Studierenden, deren Bachelorarbeiten wir hier vorstellen: Lena Itzek, Corinna Schachinger, Melanie Thode, Victoria Mai, Sonja Kasprzyk, Thomas Ribbeck, Michele Wetzlich, Robert Bahls und Tobias Richter.

Wir danken unseren Kolleg:innen an der DHGS und den Lehrbeauftragten für den anregenden Austausch zu Wissenschaft, Forschung und Didaktik, allen voran Prof. Dr. Sandy Kujumdshiev.

Zudem danken wir unserer Illustratorin Leonie Wismeth, die das Thema „Gesundheitsberufe und Wissenschaft" für uns facettenreich erarbeitet und dargestellt hat.

Interessenkonflikt Die Autor:innen haben keine für den Inhalt dieses Manuskripts relevanten Interessenkonflikte.

Inhaltsverzeichnis

Teil I   Annette Kerckhoff: Wissenschaft verstehen

1   Was ist Wissenschaft? 3
   1.1   Vier Wege, der Erkenntnis näher zu kommen 3
   1.2   Was hat die „Bristol Stool Scale" mit Wissenschaft zu tun? ... 4
   1.3   Warum ist Immanuel Kant so wichtig für die Wissenschaft? 5
   1.4   Was sind die Highlights der Wissenschaftsgeschichte? 6
       1.4.1   400 v. Chr.: Medizin/Pflege: Erste Patientendokumentation 6
       1.4.2   1762: Ernährung: Die erste kontrollierte interventionelle Studie 7
       1.4.3   1858: Pflege: Ein Diagramm zur Veranschaulichung 10
       1.4.4   1861: Geburtshilfe: Die Ursache vom Kindbettfieber 12
       1.4.5   1895: Radiologie: Die Entdeckung der Röntgenstrahlen 14
       1.4.6   1912: Labor: Die Entdeckung von Übertragungswegen 16
       1.4.7   1984: Labor: Die Entdeckung von Helicobacter pylori 17
       1.4.8   Was ist die Definition von „Wissenschaft"? 18
       1.4.9   … im Kontext der Gesundheitsberufe? 19

	1.4.10	Was ist evidenzbasierte Medizin/Pflege etc.?	20
	1.4.11	Was sind Leitlinien?	21
1.5	Was kann Wissenschaft?		22
	1.5.1	Neue Antworten geben	22
	1.5.2	Erfahrungswissen prüfen	23
	1.5.3	Altes widerlegen	23
	1.5.4	Missstände aufdecken	24
	1.5.5	Probleme identifizieren	25
	1.5.6	Lösungen entwickeln	27
	1.5.7	Fakten checken	28
1.6	Was macht gute Wissenschaft aus?		29
	1.6.1	Systematik	29
	1.6.2	Objektivität	30
	1.6.3	Validität	30
	1.6.4	Reliabilität	31
	1.6.5	Nachvollziehbarkeit	31
	1.6.6	Kritikfähigkeit	32
	1.6.7	Und was bedeutet das jetzt für mich?	32
Literatur			33

2 Welche Arten von Forschung gibt es? ... 37
- 2.1 Was sind mögliche Gegensätze in der Forschung? ... 37
  - 2.1.1 Primärforschung versus Sekundärforschung ... 38
  - 2.1.2 Grundlagenforschung versus angewandte Forschung ... 38
  - 2.1.3 Beobachtung versus Experiment ... 39
  - 2.1.4 Empirisch forschen versus Literaturarbeit ... 39
  - 2.1.5 Quantitativ versus qualitativ ... 39
- 2.2 Was ist Grundlagenforschung? ... 40
  - 2.2.1 1840: Physiologie: Das Hämoglobinmolekül ... 40
  - 2.2.2 1950: Genetik: Springende Gene ... 41
  - 2.2.3 1954: Physiologie: Der Wachstumsfaktor von Nervenzellen ... 42
- 2.3 Was ist ein Experiment? ... 43
- 2.4 Was sind interventionelle Studien? ... 46
  - 2.4.1 Welchen Zweck hat eine Studie? ... 46
  - 2.4.2 Der Zusammenhang von A und B ... 47
  - 2.4.3 Wie lässt sich dieser Zusammenhang beweisen? Was wird gemessen? ... 47

	2.4.4	Was sind Einschluss- und Ausschlusskriterien?	49
	2.4.5	Was heißt Randomisierung?	49
	2.4.6	Warum gibt es Gruppen und wenn ja, welche?	49
	2.4.7	Wie wird kontrolliert?	51
	2.4.8	Was heißt Verblindung?	54
	2.4.9	Was ist eine RCT-Studie – der Goldstandard?	56
	2.4.10	Reflexion der RCT	57
2.5		Was ist eine Beobachtungsstudie?	58
	2.5.1	Was ist eine Querschnittstudie?	58
	2.5.2	Was ist eine Längsschnittstudie (Longitudinalstudie)?	60
	2.5.3	Was ist eine Kohortenstudie?	61
	2.5.4	Was ist eine Fall-Kontroll-Studie?	62
	2.5.5	Was ist eine Fallstudie oder Case Study?	63
2.6		Was ist wissenschaftliche Evidenz?	64
2.7		Was ist der Nobelpreis?	65
Literatur			66

3 Wissenschaft in Alltagssprache – mit Fragen zum Selbst-Check ... 69
   3.1 Die 100 wichtigsten Begriffe der Wissenschaft in Alltagssprache 69
   3.2 100 Single-Choice Fragen zur Forschung 84
   Literatur 99

Teil II Sabine Salome Fesel: Die häufigsten Fragen zum wissenschaftlichen Arbeiten

4 Wie wird Wissenschaft verständlich? – Die häufigsten Fragen zum wissenschaftlichen Arbeiten 103
   4.1 Themenwahl: Wie findet man ein Thema und wie setzt man thematische Schwerpunkte? 104
   4.2 Wie findet man Literatur? 107
   4.3 Was ist eine wissenschaftliche Datenbank? 108
   4.4 Welche Studienarten gibt es? 109
   4.5 Wie ist eine wissenschaftliche Arbeit aufgebaut? 111
   4.6 Wie kann man bewerten, ob eine Studie als Quelle geeignet ist? 113
   4.7 Wie bewertet man eine Studie mithilfe der Gütekriterien? 114
   4.8 Was bedeutet Peer-Review von Publikationen? 117
   4.9 Lesetechnik: Wie geht schnelles Lesen? 118

		4.9.1	Wie kann die Lesetechnik für wissenschaftliche Arbeiten genutzt werden?	119
		4.9.2	Wie verschafft man sich einen schnellen Überblick über eine Studie?	120
		4.9.3	Wie hängen KI-basierte Tools und Lesekompetenz zusammen?	122
	4.10		Was ist ein Zitationsstil?	124
	Literatur			125

5 Wie ist das Vorgehen? – Von der Idee zur wissenschaftlichen Ausarbeitung ... 127

	5.1		Wie schreibt man eine wissenschaftliche Arbeit?	128
		5.1.1	Welche fachlichen und methodischen Kompetenzen werden für das Verfassen einer wissenschaftlichen Arbeit benötigt?	129
		5.1.2	Wie formuliert man eine Forschungsfrage?	130
		5.1.3	Wie wählt und formuliert man einen Titel?	134
		5.1.4	Wie ist eine wissenschaftliche Arbeit aufgebaut?	134
	5.2		Wie formuliert man wissenschaftliche Aussagen?	137
		5.2.1	Was ist ein Plagiat?	139
		5.2.2	Wie zitiert man richtig?	140
		5.2.3	Wie ist der wissenschaftliche Sprachstil?	142
		5.2.4	Was ist Prägnanz im wissenschaftlichen Schreibstil?	143
	5.3		Wie visualisiert man in wissenschaftlichen Arbeiten?	143
	5.4		Was sind die Richtlinien für die KI-Nutzung?	144
	5.5		Wie korrigiert man die eigene Arbeit?	144
	5.6		Wie kann man den Schreibprozess beginnen?	145
	5.7		Wie entsteht eine Schreibblockade?	146
	5.8		Wie überwindet man eine Schreibblockade?	147
	5.9		Was sind die Bewertungsmaßstäbe für wissenschaftliche Arbeiten?	149
	5.10		Wie ist die Bewertungsskala zu verstehen?	151
	Literatur			152

6 Wie forscht man – Eine Entscheidungshilfe: Literaturrecherche, Expertenbefragung oder Experiment? 155
- 6.1 Welche Erhebungsmethoden gibt es? 156
- 6.2 Eine Entscheidungshilfe für die Wahl der Forschungsmethode: Wie hilft ein Forschungsplan? 158
- 6.3 Die systematische Literaturrecherche: Wie bereitet man diese vor und was ist zu beachten? 160
  - 6.3.1 Was sind die Mindestanforderungen an die systematische Literaturrecherche? 161
  - 6.3.2 Die systematische Literaturrecherche an einem Beispiel 162
- 6.4 Die Expertenbefragung: Wie bereitet man eine Expertenbefragung vor und was ist zu beachten? 168
  - 6.4.1 Wie entwickelt man einen Interviewleitfaden? 169
  - 6.4.2 Was ist bei der Durchführung eines Interviews zu beachten? 171
  - 6.4.3 Wie ist eine wissenschaftliche Arbeit mit Experteninterviews aufgebaut? 171
- 6.5 Das Experiment: Wie bereitet man ein Experiment vor und was ist zu beachten? 172
  - 6.5.1 Was ist ein Hypothesentest? 175
  - 6.5.2 Was ist für das Verfassen einer quantitativen Forschung zu beachten? 176
  - 6.5.3 Was versteht man unter einer Intervention? 178
- Literatur 181

Teil I
Annette Kerckhoff: Wissenschaft verstehen

Was ist Wissenschaft? 1

Zusammenfassung

Im Zentrum dieses Kapitels steht die Frage „Was ist Wissenschaft?", damit auch die Fragen „Was soll Wissenschaft?" und „Was kann Wissenschaft?". Das Kapitel zeigt, dass die Medizin, wie Angehörige der Gesundheitsberufe sie heute kennenlernen und umsetzen, in vieler Hinsicht Ergebnis dieses wissenschaftlichen Denkens sind, sei es im Hinblick auf evidenzbasierte Medizin, Leitlinien, aber auch die Anliegen einer Akademisierung und wissenschaftlichen Durchdringung der eigenen Berufsfelder. Zunächst wird auf die Aufklärung eingegangen, es werden Meilensteine der Wissenschaftsgeschichte dargestellt. Die Möglichkeiten und Chancen der Wissenschaft werden vorgestellt und mit Beispielen unterlegt. Gütekriterien werden vorgestellt. Der Bezug zum eigenen wissenschaftlichen Arbeiten wird dargestellt.

1.1 Vier Wege, der Erkenntnis näher zu kommen

Sie arbeiten in einem Gesundheitsberuf. Oder erlernen ihn.

Wie aber lernen Sie das, was Sie wissen und können müssen, um Ihre Sache gut zu machen?

Vermutlich lernen Sie von Ihren Lehrer:innen als Vorbilder und Orientierung. Dann werden Sie aus Büchern lernen oder anderen Lehrmaterialien. Sie werden drittens aus Ihrer eigenen Erfahrung lernen.

All diese Methoden, Wissen anzueignen, sind von unschätzbarem Wert. Und doch sind sie alle in gewisser Weise subjektiv – es ist die Lebenserfahrung Ihrer Lehrer und die Lehrmeinung einer Zeit in den Lehrbüchern. Und dann Ihre eigene, ganz persönliche Erfahrung.

Die Wissenschaft bietet Ihnen einen weiteren Weg: Sie strebt danach, objektive Erkenntnisse zu gewinnen. Mit Methoden, die möglichst unabhängig von der Person sind (oder dies bewusst einkalkulieren und berücksichtigen).

1.2 Was hat die „Bristol Stool Scale" mit Wissenschaft zu tun?

„Und wie ist die Verdauung?" fragt wohl jeder Arzt, jede Ärztin in der Anamnese. Vielleicht sagt der Patient dann „normal"… Aber was ist schon normal beim Stuhlgang? Von dreimal täglich bis dreimal wöchentlich.

Die beiden Ärzte Kenneth Heaton und S. J. Lewis waren offenbar mit der Unschärfe der Antworten unzufrieden. Unklar war ja auch, ob die Patienten die Wahrheit sagten und was sie genau meinten, wenn sie von „normal" sprachen.

Und so entwickelten die beiden Forscher der Universität Bristol eine 7-stufige Skala mit unterschiedlichen Kategorien – um eindeutigere und weniger fehleranfällige Ergebnisse bei den Befragungen Ihrer Patient:innen zu erhalten: Die Bristol Stool Scale. Sie veröffentlichten sie 1997 in der Skandinavischen Zeitschrift für Gastroenterologie unter dem Titel: „Stool form scale as a useful guide to intestinal transit time" (Lewis und Heaton 1997). Aus didaktischen Gründen interessant: Sie versahen ihre 7 Stufen der Skala, die von schwerer Obstipation bis zu Durchfall reichte, mit Zeichnungen, außerdem mit Vergleichen. Und so kann der Laie, der versucht, seinen Stuhlgang zu beschreiben, zwischen folgenden Kategorien wählen:

- Typ 1: getrennte, harte Klumpen, wie Nüsse
- Typ 2: wurstartig geformt, aber klumpig
- Typ 3: wurstartig geformt, aber mit Rissen auf der Oberfläche
- Typ 4: wurstartig oder schlangenartig geformt, mit glatter Oberfläche, weich („smooth and soft")
- Typ 5: einzelne, weiche Klümpchen mit glattem Rand
- Typ 6: einzelne, weiche Klümpchen mit unregelmäßigem Rand
- Typ 7: flüssig, ohne feste Bestandteile

Abgesehen davon, wie genau hier differenziert wird, ist dies ein sehr gutes Beispiel für Wissenschaft: Man bildet Kategorien, um dann zu messen.

1.3 Warum ist Immanuel Kant so wichtig für die Wissenschaft?

Auch wenn Hippokrates (um 400 v. Chr.) als Vater der wissenschaftlichen Heilkunde gilt (wir kommen gleich wieder darauf zu sprechen), herrschte seit der Antike bis ins 16./17. Jahrhundert ein in sich geschlossenes medizinisches Konzept, die sogenannte Vier-Säfte-Lehre. In dieser Zeit wurden die medizinischen Schriften übersetzt und immer wieder abgeschrieben, von denen, die schreiben konnten. Das waren vor allem Mönche in den Klöstern, die entsprechend auch „Kopisten" hießen. Ob alles stimmte, was in den dicken Büchern stand, wurde nicht geklärt.

Damit machte der Philosoph Immanuel Kant 1784 (1724–1804) Schluss. In diesem Jahr schrieb er die Schrift: „Was ist Aufklärung?". Sie war so bedeutend, dass sie als Startschuss gilt für eine ganze Epoche mit genau dieser Bezeichnung: „Aufklärung".

Immanuel Kant beklagt das Unvermögen der Menschen, sich des eigenen Verstandes ohne die Leitung eines anderen zu bedienen, sprich: selber nachzudenken, sich eigenständig Gedanken zu machen und ein Urteil zu bilden. Genau dieses Unvermögen nennt er „Unmündigkeit". Und Kant spricht von einer *selbstverschuldeten* Unmündigkeit. Denn die Menschen könnten ja auch selber durch das eigenständige Nachdenken, die Nutzung des Verstandes, für ihre Mündigkeit sorgen.

Entsprechend fordert Kant in seinen Schriften auf, den Verstand zu nutzen, um mündig zu werden: „Wage, zu verstehen" ist übersetzt sein Wahlspruch und wird zum Wahlspruch einer ganzen geschichtlichen Epoche, der Aufklärung. Im Originaltext verwendet Kant den lateinischen Ausspruch: „Sapere aude". „Sapere" (lat.) bedeutet so viel wie „verständig, klug, einsichtig sein, verstehen, kennen, wissen", „audere" (lat.) bedeutet „wagen, sich erdreisten, sich unterfangen", daneben übrigens auch „begierig sein, Lust haben." Wörtlich übersetzt heißt „Sapere aude" also: „Wage, zu verstehen." Oder: „Wage es, dich deines eigenen Verstandes zu bedienen!" Es ist Aufforderung, selber nachzudenken.

In der europäischen Geschichte gibt Immanuel Kant damit den entscheidenden Anstoß für die Entwicklung der Wissenschaften. Frei übersetzt kann man sagen: „Habe Lust, sei begierig darauf, mehr zu erfahren." Oder: „Nimm dir heraus, dir deine eigene Meinung zu bilden. Glaub nicht alles, was du hörst. Befreie dich aus dieser selbstverschuldeten Unmündigkeit mit Hilfe deines Verstandes. Mach die Augen auf. Stell Fragen – und beantworte sie mit deinem eigenen Verstand."

Ein bisschen erinnert das an den Titel des Songs „Think!" von Aretha Franklin aus den Blues Brothers (1980). Kleine Anmerkung am Rande: Dieser Song wurde ursprünglich von Aretha Franklin 1968 nur einen Monat nach der Ermordung von Martin Luther King veröffentlicht. Auch wenn man den Song beim ersten Hören als das Lied einer Frau, die ihren Mann auffordert, nachzudenken, versteht, so bekommt er dadurch einen Bezug zur Emanzipationsbewegung.

Zurück dazu, wie sich nach und nach die wissenschaftliche Methode zur Erkenntnisgewinnung entwickelte, hier einige herausragende Beispiele der Wissenschaftsgeschichte, die allmählich dem wissenschaftlichen Denken den Weg bereiten. All das, wie z. B. bei Semmelweis, nicht ohne Widerstand.

Die Beispiele sind – und das ist ganz unwissenschaftlich – subjektiv ausgewählt. Ich finde sie beeindruckend, und zwar deshalb, weil deutlich wird, wie wichtig die Beobachtung ist von der Welt um uns herum, das Kombinieren, das „Bohren" – und wie schwierig neue Erkenntnisse es haben, wenn die Welt noch nicht dafür bereit ist. Oder die Medizin.

1.4 Was sind die Highlights der Wissenschaftsgeschichte?

Wissenschaft ist also eine bestimmte Art, zu denken. Diese Art, zu denken und vor allem den Verstand zu nutzen, ist gar nicht so alt in unserer Kulturgeschichte.

1.4.1 400 v. Chr.: Medizin/Pflege: Erste Patientendokumentation

Als „Vater der wissenschaftlichen Heilkunde" wird Hippokrates (um 400 v. Chr.) angesehen. Warum ist das so?

Im Corpus Hippocraticum, einer Schriftenreihe, die nach dem antiken Arzt benannt und auch teilweise von Hippokrates geschrieben wurde, wird gefordert, Kranke genau zu beobachten und diese Beobachtungen zudem auch zu dokumentieren. Um dann Krankheiten durch logisches Denken zu erklären.

Das ist neu. Vorher werden Krankheit und Heilung als übernatürliche, durch die Gewalt der antiken Gottheiten verursachte Phänomene betrachtet.

Ein Beleg für die präzise Beobachtung sind die Krankengeschichten des Hippokrates. Ein Beispiel dafür:

> *„Silenos wohnte auf dem Flachlande [...]. Infolge von körperlichen Anstrengungen, Zechgelagen und unzeitigen Leibesübungen bekam er Fieber. Zuerst hatte er Beschwerden an der Hüfte und Schwere des Kopfes und Spannungsgefühl im Nacken. Am ersten*

Tage gingen aus dem Unterleib gallertartige, ungemischte, schaumartige dunkle Mengen ab. Urin schwarz, mit schwärzlichem Bodensatz. – Durstig. Zunge trocken, nachts keinen Augenblick Schlaf. Am zweiten Tag hohes Fieber, mehr Stuhl, dünner, mit Schaum vermischt. Urin schwarz. Die Nacht sehr schlecht. Leichtes Phantasieren. Am dritten allgemeine Verschlechterung. Spannung der Weichen auf beiden Seiten bis zum Nabel hin, etwas locker. Dünner Stuhl, schwarz. Urin trübe, schwärzlich."
(Hippokrates (o. D.) in: Kollesch, Nickel (1994), S. 38)

1.4.2 1762: Ernährung: Die erste kontrollierte interventionelle Studie

Im 18. Jahrhundert floriert die Seefahrt – und doch fallen auf jeder Tour, gerade wenn sie länger dauert, Unzählige der ominösen „Seefahrerkrankheit" zum Opfer (vgl. Kerckhoff und Kleimaier 2021). Der französische Kapitän Jaques Cartier schreibt bereits 1542 in sein Logbuch: „Es ist fürchterlich". Das Zahnfleisch seiner Matrosen werde „so faul, dass alles Fleisch bis zu den Wurzeln der Zähne abfiel und diese beinahe alle ausfielen. Mit solcher Ansteckungskraft bereitete sich die Krankheit über unsere drei Schiffe aus, dass Mitte Februar von den 100 Personen, die wir waren, keine zehn mehr gesund waren." (Cartier, 1542, zitiert in: Beckmann, 2024).

Wie Cartier geht es vielen vor und nach ihm. Die unsägliche Krankheit scheint unvermeidbar. Je länger die Männer zur See fahren, desto kränker werden sie: Neben Zahnfleischbluten, Zahnfleischwucherungen und dem Ausfall der Zähne werden sie immer schwächer. Die Muskeln tun weh und haben keine Kraft mehr. Die Haare fallen aus, an den Unterschenkeln und Füßen kommt es zu Geschwüren, Wunden heilen nicht, alte Wunden brechen wieder auf. Die Haut ist blutunterlaufen. Die Knochen schmerzen, die Männer hinken und können sich kaum bewegen. Ihnen ist schwindelig. Sie haben Fieber. Es kommt zu Depressionen und Halluzinationen. Sie verlieren ihr Augenlicht. Und viele ihr Leben. Woran das liegt, das weiß keiner. Ist es eine ansteckende Krankheit? Was sind die Ursachen? Womit könnte es etwas zu tun haben? Dazu tappten alle im Dunkeln. Und die Männer sterben.

Die Ernährung auf dem Schiff besteht aus Zwieback und gesalzenem Fleisch. Dass dies einen Einfluss auf die rätselhafte Krankheit haben könnte, kommt den Seefahrern aber erst in den Sinn, als im 16. Jahrhundert etwas Erstaunliches passiert, durch einen Zufall: Ein holländisches Schiff, das Zitrusfrüchte geladen hat, kommt 1564 nach einer mehrmonatigen Fahrt wieder zu Hause an. Auf diesem Schiff hat kein Einziger die befürchtete Krankheit. Hat das vielleicht etwas mit den Zitrusfrüchten zu tun, von denen die Mannschaft sich bedient hat? Die englische East India Company ordnet an, dass jeder Seemann auf ihren Schiffen pro Tag drei Teelöffel Limettensaft zu sich nehmen soll – übrigens der Grund, warum die englischen Seeleute in der Welt der Meere den Spitznamen „Limeys" tragen. Tatsächlich geht es ihnen ab jetzt besser.

Einer will es genau wissen: Der Schiffsarzt James Lind (1716–1794) hat sich vorgenommen, systematisch und gezielt zu prüfen, ob die Ernährung die Erkrankung verursacht, ob Zitrussaft hilft und ob es nur Zitrussaft ist oder auch andere Säure. Seine Vermutung: Die Krankheit wird durch Fäulnis hervorgerufen. Und Säure schützt vor Fäulnis. Im wissenschaftlichen Vokabular würde man hier von einer „Hypothese" sprechen.

Lind wählt sechs verschiedene säurehaltige Lebensmittel aus, um zu untersuchen, ob es einen unterschiedlichen Effekt bei zwölf Patienten gibt, die ansonsten alle genau die gleiche Diät erhalten: Jeweils zwei Matrosen auf dem Schiff, die an der Seefahrerkrankheit leiden, gehörten zu einer „Gruppe" und erhalten entweder Apfelwein, Essig, Apfelsine und Zitrone, Gewürzpaste, Gerstenwasser oder – angeblich – Seewasser.

Bereits nach fünf Tagen muss das Experiment abgebrochen werden, denn Apfelsinen und Zitronen sind aufgebraucht. Die positive Wirkung dieser Zitrusfrüchte jedoch ist nicht zu übersehen: Von den beiden kranken Seemännern, die Zitronen und Apfelsinen zu essen bekommen hatten, geht es einem schon wieder gut, der andere hat sich deutlich erholt. Auffallend ist jedoch, dass die Wirkung bei beiden deutlich besser ist als bei den anderen Gruppen. Und so hat Lind etwas Bedeutendes herausgefunden: Zitronen und Apfelsinen helfen gegen die schreckliche Krankheit der Seeleute. Warum dies so ist, das weiß er allerdings nicht.

Wie geht es weiter? Lind lässt sich in Edinburgh nieder und schreibt 1753 eine Abhandlung über Skorbut – auf Englisch „scurvy". Hier beschreibt er auch seinen Versuch:

> *„On the 20th of May 1747, I took twelve patients in the scurvy, on board the Salisbury at sea. Their cases were as similar as I could have them. They al in general had putrid gums, the spots and lassitude, with weakness of their knees. They lay together in one place, being a proper apartment fort he sick in the fore-hold; and had one diet common to all, (…). water-gruel sweetened with sugar in the morning; fresh mutton-broth often times for dinner; at other times puddings, boiled biscuit with sugar (…) and for supper, barley and raisins, rice and currants, sago and wine, or the like. Two of these were ordered each a quart of cyder a-day. Two others took twenty-five gutts of elixir vitriol three times a-day, upon an empty stomach; using a gargle strongly acidulated with it for their mouths. Two others took two spoonflus of vinegar three times-aday, upon an*

1.4 Was sind die Highlights der Wissenschaftsgeschichte?

empty stomach; having their gruels and their other food well acidulated with it, as also the gargle for their mouth. Thwo oft he worst patients (...) were put under a course of sea-water. Of this they drank half a pint every day, and sometimes more or less (...). Two others had each two oranges and one lemon given them every day. These they eat with greediness, at different times, upon an empty stomach." (Lind 1753, S. 191)

„Am 20. Mai 1747 nahm ich zwölf an Skorbut erkrankte Patienten an Bord der Salisbury auf See unter Behandlung. Ihre Krankheitsverläufe waren so ähnlich wie möglich ausgesucht. Sie alle litten unter fauligem Zahnfleisch, Hautflecken, allgemeiner Mattigkeit und Schwäche der Knie. Sie wurden gemeinsam in einem für Kranke vorgesehenen Bereich im Vorschiff untergebracht und erhielten dieselbe Verpflegung: (...) morgens Haferschleim mit Zucker gesüßt, mittags meist frische Hammelbrühe, zuweilen auch Puddings oder gekochtes Schiffszwieback mit Zucker. (...) Abends gab es Gerstenbrei mit Rosinen, Reis mit Korinthen, Sago mit Wein oder Ähnliches.

Zwei von ihnen bekamen täglich jeweils einen Liter Cidre. Zwei weitere nahmen dreimal täglich auf nüchternen Magen fünfundzwanzig Tropfen Vitriolsäure-Elixier ein und gurgelten mit einer stark angesäuerten Lösung. Zwei andere erhielten dreimal täglich zwei Löffel Essig, ebenfalls auf nüchternen Magen, wobei auch ihr Haferschleim und übriges Essen sowie das Mundwasser gut mit Essig versetzt wurden. Zwei der am schlimmsten erkrankten Patienten (...) wurden einer Kur mit Meerwasser unterzogen. Davon tranken sie täglich einen viertel Liter, manchmal auch mehr oder weniger. Die letzten beiden schließlich bekamen jeden Tag zwei Orangen und eine Zitrone, die sie gierig zu verschiedenen Zeiten auf nüchternen Magen aßen." (eigene Übersetzung)

Diese Abhandlung jedoch findet kaum Resonanz und führt zu keinerlei politischen Maßnahmen. 1758 wird Lind zum leitenden Arzt des Königlichen Marinekrankenhauses Haslar in Portsmouth. Und er lässt nicht locker. 1762 veröffentlicht er „An essay on the most effectual means of preserving the health of seamen, in the Royal Navy." (Lind 1753). Hier geht er ganz allgemein auf die Bedeutung der Prävention ein. Im Hinblick auf Skorbut empfiehlt er, so heißt es, Brunnenkressesamen mitzunehmen und auf feuchten Tüchern zu ziehen. Auch damit hat Lind recht: Brunnenkresse ist ausgesprochen Vitamin-C-reich.

40 Jahre nach dem bedeutenden Versuch stoßen James Linds Untersuchungsergebnisse bei der britischen Admiralität auf Akzeptanz. Seefahrer werden jetzt präventiv mit Zitronensaft versorgt. (vgl. Attlee 2015, S. 63)

Heute wissen wir: Die Seefahrerkrankheit, auch Skorbut genannt, ist durch Vitamin-C-Mangel verursacht. Vitamin C ist für die Bildung von Kollagen zuständig. Wird kein Kollagen, das unter anderem für unser Bindegewebe erforderlich ist, gebildet, ist der ganze Körper betroffen: Sehnen, Bänder, Häute um Organe gehören dazu. Es kommt zu degenerativen Prozessen und Blutungen. Zitronensaft, Limettensaft, Sauerkraut und Brunnenkresse sind reich an Vitamin C.

Schaut man aus moderner Sicht auf das Experiment von James Lind, so lassen sich die Kennzeichen einer klinischen Studie erkennen:

- Ein einheitlicher Pool an Versuchspersonen – sie hatten alle Skorbut.
- Die Einteilung in mehrere Gruppen.
- Alle Rahmenbedingungen sind gleich.
- Die Interventionen jedoch sind unterschiedlich.
- Am Anfang und am Ende werden bestimmte Parameter gemessen: das Zahnfleischbluten, das allgemeine Befinden, Schmerzen etc.

1.4.3 1858: Pflege: Ein Diagramm zur Veranschaulichung

Florence Nightingale (1820–1910) ist bekannt als die Begründerin der professionellen Krankenpflege und der Krankenpflegeschulen in Großbritannien. Daneben jedoch war sie eine bedeutende Statistikerin. Das ist erstaunlich – und wird verständlich, wenn man sich vergegenwärtigt, wie sich die junge Florence der Krankenpflege näherte.

Florence kommt aus einer wohlhabenden Familie (vgl. Kerckhoff 2010). Ihren Vornamen erhält sie, weil sie auf der zweijährigen Hochzeitsreise ihrer Eltern in Florenz geboren wird. Den Nachnamen hatte der Vater sich selbst ausgedacht, quasi als Künstlername. Florence und ihre Schwester sehen einem behüteten Leben entgegen in der vermögenden Gesellschaft Englands. Doch genau das will Florence *nicht*. Mit 17 Jahren schon hat sie den Wunsch, „etwas Sinnvolles" für die Gesellschaft zu tun, hat auf einer Reise durch Deutschland, die Schweiz und Italien begonnen, sich mit sozialen Fragen zu beschäftigen. Sie möchte im Krankenhaus arbeiten – Krankenschwester als *Beruf* gibt es zu dieser Zeit noch nicht.

Die Eltern sind entsetzt. Ein Freund der Familie jedoch, Lord Ashley, hat Verständnis für Florence. Er versorgt sie mit theoretischem Material, mit Jahrbüchern von Krankenhäusern. Florence beginnt, sich mit Daten zu Diagnosen, Krankheitsdauer und Sterblichkeit in Bezug zu Struktur und Pflegebedingungen der Krankenhäuser auseinanderzusetzen. Unter diesen Büchern ist auch das Jahrbuch der deutschen Diakonissenanstalt von Kaiserswerth der „Barmherzigen Schwestern". Die Eltern stimmen zu, dass Florence dort eine mehrwöchige Ausbildung macht. Doch auch nach ihrer Rückkehr nach England beschäftigt sie sich weiter theoretisch mit dem Krankenhauswesen, trägt systematisch Zahlen und Fakten zusammen, besucht verschiedene Krankenhäuser, analysiert Logistik, Pflegebedingungen, die Situation der Kranken.

1.4 Was sind die Highlights der Wissenschaftsgeschichte? 11

„Sie wusste über Krankenhäuser besser Bescheid als jemand, der jahrelang in einem gearbeitet hatte, denn sie besaß Informationen von vielen der größten Anstalten, auch wenn sie diese nur auf dem Papier kennen gelernt hatte" so der Biograf Manfred Vasold. (Vasold 2003, S. 92)

1853 bricht der Krimkrieg aus. Russland und das Osmanische Reich stehen Großbritannien und Frankreich gegenüber. England schickt Soldaten nach Konstantinopel, heute Istanbul, wo man jetzt immer noch die Kaserne am östlichen Ufer des Bosporus sehen kann. Doch die Zustände sind verheerend. Über 1000 Soldaten sterben an Cholera. Ein Bericht der Times – „Es fehlt hier an allem!" – setzt die britische Regierung unter Druck. Der britische Kriegsminister Sidney Herbert hatte Florence Nightingale auf einer Italienreise kennengelernt. Jetzt wendet er sich an sie und schrieb:

„…Ich kenne in ganz England nur einen einzigen Menschen, der imstande wäre, so etwas zu organisieren und zu beaufsichtigen. …Meine Frage lautet einfach: Würden Sie meiner Bitte Folge leisten und diese Sache in die Hand nehmen?" (Herbert 1854, zitiert in Vasold 2003, S. 105)

Florence Nightingale, 34 Jahre alt, sagt zu. Sie stellt eine Gruppe von knapp 40 Frauen zusammen und reist wenig später mit ihnen zum Kasernenkrankenhaus nach Konstantinopel. Dort angekommen, findet sie eine katastrophale Situation vor, die die Schilderungen Russels noch übertrifft. Aufgrund der Cholera-Epidemie waren mitunter 3000 bis 4000 Soldaten gleichzeitig zu versorgen.

Gegen den Widerstand des britischen Militärs und der Bürokratie organisiert Florence Nightingale in nur drei Monaten für 10 000 Soldaten Kleidung, in nur sechs Monaten schafft sie es, dass jeder Kranke ein eigenes Bett hat, dass hygienische Verhältnisse herrschen. In nur sechs Monaten sinkt die Sterblichkeitsrate von 40 % auf nur zwei Prozent.

Das Erstaunliche ist: All das macht sie quasi autodidaktisch vom grünen Tisch aus, allein durch ihre Auseinandersetzung mit Zahlen, Tabellen und Statistiken.

Es ist eine Meisterleistung der professionellen Krankenpflege und ein Exempel dazu. Aufgrund ihrer hervorragenden theoretischen Studien und den daraus hervorgegangenen statistischen Erkenntnissen – unter ihrer Leitung werden Bevölkerungszahlen systematisch erhoben und ausgewertet – wird Florence Nightingale 1858 als erste Frau überhaupt in die „Royal Statistic Society" aufgenommen.

Sie selbst entwickelt ein Kreisdiagramm über die Sterblichkeit im Verlauf der Zeit (Achtung, es handelt sich *nicht* um ein Kuchendiagramm). Das Diagramm, das in Abb. 1.1 zu sehen ist, hat 12 gleich große Teile für je einen Monat. Verschiedene Farben symbolisieren verschiedene Todesursachen.

1.4.4 1861: Geburtshilfe: Die Ursache vom Kindbettfieber

Ignaz Philipp Semmelweis (1818–1865) arbeitet als Assistenzarzt in der ersten Wiener Gebärklinik, der damals größten geburtshilflichen Einrichtung der Welt (vgl. Kerckhoff 2010). Die Besonderheit der Klinik: Unterricht am Krankenbett, daneben tägliche Sektion im Leichenkeller, morgens vor der Visite. Ziel der Sektionen ist, eine Antwort zu finden auf die Frage, warum in genau dieser Klinik der Tod das Leben überschattet. Jede fünfte Frau stirbt in diesem Haus, fünfmal mehr als im Nachbargebäude, dem Ausbildungsort der Hebammen. In der Leichenschau sieht Semmelweis zerfressene Organe, selbst Niere, Milz, Gehirn sind betroffen. Die Ursache ist unklar. Gerade die älteren Kollegen denken noch im alten Modell der Vier-Säfte-Lehre.

Semmelweis forscht und seziert verzweifelt weiter. Das Ergebnis: Die Sterblichkeit steigt auf 30 %. Doch dann stirbt ein befreundeter Arzt nach der Verletzung mit einem Skalpell im Sektionssaal an genau der gleichen Krankheit wie die Wöchnerinnen. Und auch sein Obduktionsbefund gleicht dem der verstorbenen Frauen. Semmelweis analysiert und vergleicht: Was kann es nur gewesen sein, was alle betrifft, was der gemeinsame Nenner ist? Und dann kommt der Geistesblitz: Es ist das „mit Leichenteilen" infizierte Skalpell, welches die Krankheit überträgt.

> *„…In diesem aufgeregten Zustande drängte sich meinem Geiste mit unwieerruflicher Klarheit die Identität der Krankheit auf, an welcher Kolletschka gestorben war, mit derjenigen, an welcher ich so viele Hunderte Wöchnerinnen sterben sah."* (Semmelweis 1861a, S. 53) *„Die unbekannte endemische Ursache, welche so entsetzliche Verheerungen anrichtete, war demnach in den an der Hand klebenden Cadavertheilen der Untersuchenden an der ersten Gebärklinik gefunden"* (Semmelweis 1861a, S. 58)

Und ihm wird mit einem Schaudern klar, dass die Frauen in seiner Klinik genau deshalb in so großer Zahl sterben, weil er, die Kollegen und auch die Studierenden sie direkt nach den Leichensektionen vaginal mit den Händen untersuchen und die „Leichenteile", was auch immer das genau ist, selber eingeführt haben.

Umgehend zieht Semmelweis die Konsequenzen und führt die Chlordesinfektion in der Klinik ein. Eine drastische Reduzierung der Sterblichkeit auf 2,45 % ist die Folge – seine Hypothese stimmt!

1.4 Was sind die Highlights der Wissenschaftsgeschichte? 13

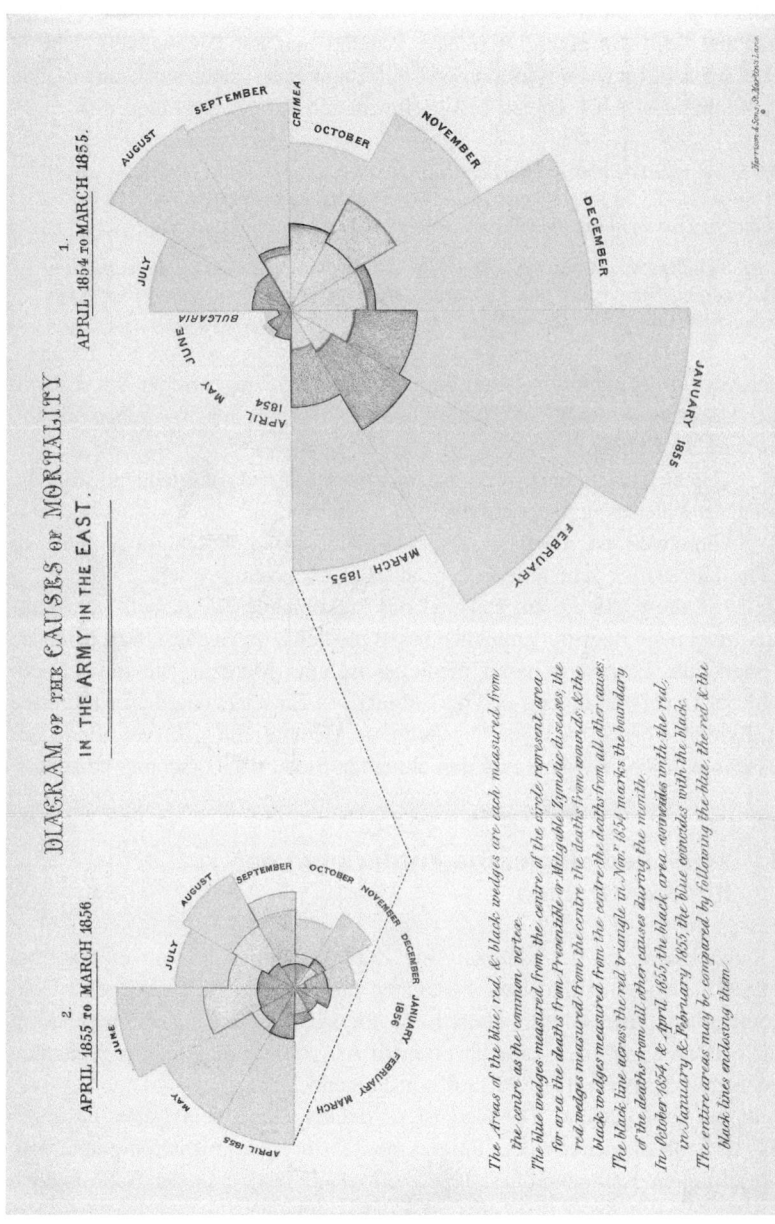

Abb. 1.1 Das Rosendiagramm von Florence Nightingale (Wellcome Collection)

Doch es gibt erbitterte Kritiker. Der reaktionäre Klinikchef entlässt Semmelweis und will von einer Desinfektion nichts wissen. Semmelweis geht in seine Heimatstadt und veröffentlicht erst auf Ungarisch, später auf Deutsch. Die Veröffentlichungen haben keinen Erfolg. In offenen Briefen appelliert er:

„Das Morden muss aufhören, und damit das Morden aufhöre, werde ich Wache halten, und ein jeder, der es wagen wird, gefährliche Irrthümer über das Kindbettfieber zu verbreiten, wird an mir einen rührigen Gegner finden.

Für mich gibt es kein anderes Mittel, dem Morden Einhalt zu tun, als die schonungslose Entlarvung meiner Gegner, und Niemand, der das Herz auf dem rechten Flecke hat, wird mich tadeln, dass ich diese Mittel ergreife." (Semmelweis 1861b)

Semmelweis wird polemisch – und daraufhin als Arzt ausgegrenzt. Er stirbt in geistiger Umnachtung in Wien. Offiziell stirbt er an einer Sepsis – genau wie die Frauen, wie der Kollege.

Das Beispiel von Semmelweis ist wegweisend und bezeichnend für die Medizingeschichte. Es herrscht ein medizinisches Weltbild, ein sogenanntes Paradigma. Semmelweis ist seiner Zeit voraus, seine neuen Erkenntnisse und vor allem ihre Umsetzung scheitern an dem alten Denken seines Chefs.

Bereits an dieser Stelle, am Beispiel des reaktionären Klinikchefs von Semmelweis, zwei neue Begriffe: eminence based medicine im Gegensatz zu evidence based medicine. Eminence based medicine ist eine Medizin, die (ausschließlich) auf der Expertenmeinung und der subjektiven Einschätzung dieser Experten beruht. Evidence based medicine dagegen eine Medizin, die sich (vor allem) auf die wissenschaftliche Evidenz und den aktuellen Stand der Forschung bezieht.

1.4.5 1895: Radiologie: Die Entdeckung der Röntgenstrahlen

Viele Entdeckungen in der Medizin sind Zufallsprodukte. So war es auch bei den später nach ihrem Entdecker benannten „Röntgenstrahlen". Wilhelm Conrad Röntgen ist Professor für theoretische Physik in Würzburg. Er beschäftigt sich über Monate mit einer ganz bestimmten Art von Strahlen, den sogenannten Kathodenstrahlen. Am 8.11.1895 fällt ihm Folgendes auf:

Es ist ein Freitagabend. Draußen ist es dunkel. Auch sein Labor ist abgedunkelt. Er beobachtet mit einem Fluoreszenzschirm Elektronenströme innerhalb einer bestimmten Kathodenröhre. Und stellt dann fest, dass der Schirm auch

1.4 Was sind die Highlights der Wissenschaftsgeschichte?

leuchtet, wenn er sich nicht in unmittelbarer Nähe der Röhre befindet, sondern auch in größerer Entfernung. Das ist merkwürdig, denn Elektronenstrahlen reichen in der Luft nur wenige Zentimeter weit.

Vermutlich haben auch schon andere Forscher derartige Strahlen vorher erzeugt. Röntgen aber ist derjenige, der sich wundert. Und schlussfolgert: Es muss eine Art von Strahlung geben, die erstens den Raum durchqueren kann und zweitens nicht sichtbar ist.

Er nennt diese Strahlen X-Strahlen – heute noch bekannt im angloamerikanischen Raum als „x-ray". Nun beginnt Röntgen, nach der ersten zufälligen Beobachtung, systematisch zu experimentieren, schläft 6 Wochen in seinem Labor, lässt sich das Essen dorthin bringen. Er baute einen Apparat, in dem die Strahlen auf eine Fotoplatte gelenkt wurden. Dann macht er zunächst Fotos von einem Holzkasten, dann einem Jagdgewehr – und schließlich die berühmte Aufnahme der linken Hand seiner Frau, die einen Ring am Finger trägt. Auch das ist ihm zu verdanken. Und seiner Frau. Denn ohne diese Aufnahme hätte man nie erkannt, welch wichtiges Diagnosemittel sich hinter der neuen Strahlung verbirgt.

Bereits am 28.12.1895, also nur einige Wochen nach seiner ersten Beobachtung, publiziert er zu der „neuen Art von Strahlung". Seine Publikation und das erste Röntgenbild verbreiten sich in Windeseile: eine Art von Strahlen, mit der man durch den Körper hindurchschauen kann und die Diagnosen vom Körperinneren ermöglicht – ohne einen chirurgischen Eingriff.

1901 erhält Röntgen den ersten Nobelpreis für Physik.

Die Röntgenstrahlen gehen in die Diagnostik ein, werden aber auch für die Therapie von Krebs und Tuberkulose eingesetzt. Noch weiß man nicht, wie schädlich sie sind. Denn dass die Strahlung auch Nebenwirkungen hat, war damals noch niemandem klar – und wurde erst mit der Zeit deutlich.

Röntgen sieht davon ab, seine Erfindung patentieren zu lassen, eine großzügige Geste zum Wohl der Allgemeinheit (vgl. Potthast 2023). Später verzichtet er auch auf das Preisgeld des Nobelpreises.

Nicht ganz unwichtig übrigens: Wilhelm Conrad Röntgen ist auch ein Beispiel für jemanden, der es auf dem zweiten Bildungsweg extrem weit gebracht hat. Er war der Sohn eines Tuchhändlers und stammt aus Remscheid-Lennep, wo sich heute auch das Deutsche Röntgen-Museum befindet, hatte kein Abitur, war in Utrecht von der Schule geworfen worden. Er ging dann nach Zürich, wo man ohne Abitur studieren konnte (was ja auch viele Frauen taten) und wurde ein geschätzter Wissenschaftler.

1.4.6 1912: Labor: Die Entdeckung von Übertragungswegen

In der bereits angedeuteten Vier-Säfte-Lehre, die über Jahrhunderte das medizinische Weltbild in Europa prägte, wurde der Sitz der Krankheit und die Ursache von Krankheiten in den Körpersäften gesehen. Deshalb spricht man hier auch von „Humoralpathologie", die humores sind die Körpersäfte.

Ignaz Semmelweis erkennt, dass es noch etwas anderes gab, aber er wusste nicht, was das war.

Robert Koch (1843–1910) ist Arzt und Professor für Hygiene in Berlin. Koch gelingt es als erstem, Krankheitserreger spezifisch anzufärben, sie im erkrankten Gewebe nachzuweisen, sie zu isolieren und – was technisch sehr schwierig ist – in Reinkultur zu züchten. Damit begründet er eine ganz neue Disziplin in der Medizin: die Bakteriologie, die Lehre von den Bakterien. Er erhält 1905 den ersten Nobelpreis für Medizin.

So bekannt Robert Koch noch heute ist, so unbekannt ist seine erste weibliche Assistentin, die er 1894, also gut zehn Jahre nach seiner bahnbrechenden Entdeckung, einstellt (vgl. Kerckhoff 2010). Daher ist dieses Kapitel auch eine gute Gelegenheit, diese Frau vorzustellen, die die bekannteste Tuberkuloseforscherin werden sollte: Lydia Rabinowitsch, später Rabinowitsch-Kempner (1871–1935). Lydia studiert in Bern und Zürich Naturwissenschaften und promoviert 1894 summa cum laude, also mit Bestnote, über pathogene Hefearten. Als einzige Frau unter 60 Teilnehmern besucht sie einen von Robert Koch geleiteten Sommerkurs über Hygiene. Am Institut von Robert Koch, dem weltweiten Zentrum der Tuberkuloseforschung, wird zu Verhütung, Übertragung, Therapie und Immunität geforscht. Lydia wird Schülerin und persönliche Mitarbeiterin Robert Kochs. Sie widmet sich intensiv der Tuberkuloseforschung mit dem Ziel, mögliche Übertragungswege der Tuberkelbakterien zu entdecken. Nachdem sie in der Butter Tuberkelbakterien entdeckt hat, beginnt sie in unzähligen Milchproben nach den Erregern zu suchen. Ein pikantes Detail am Rande: Vom Meiereibesitzer Carl Bolle wurden ihr dabei bereits abgekochte Proben geliefert. Rabinowitsch-Kempner deckt den Betrug auf, erstattet Anzeige. Und stellt später fest: In fast einem Drittel der von ihr untersuchten Milchproben sind die gefährlichen Tuberkelbazillen vorhanden – und zwar nicht nur in der Milch von Kühen, die eindeutig an Tuberkulose erkrankt sind, sondern auch von Kühen, die keine Symptome zeigen, aber dennoch infiziert sind.

Milch jedoch wird als gesundes Nahrungsmittel auch von den offiziellen Gesundheitsbehörden angepriesen. Und nun ist genau diese Milch Überträger der Tbc! Ein bislang komplett vernachlässigter Infektionsweg, auf dem

1.4 Was sind die Highlights der Wissenschaftsgeschichte?

sich tagtäglich Hunderte von Menschen anstecken können! Umgehend fordert Lydia Rabinowitsch-Kempner eine Prüfung und staatliche Kontrolle der Milch. Nachdem die Milch als Überträger identifiziert und damit ein wichtiger Ansteckungsweg eingedämmt ist, entwickelt sie, aufbauend auf den Erkenntnissen des Pariser Chemikers Louis Pasteur (1822–1885) eine Methode der Abtötung von Keimen, indem diese für eine Minute über 80 Grad erhitzt wurden. Dieses Verfahren wird von nun an als Standard empfohlen.

Die Arbeit von Lydia Rabinowitsch-Kempner gibt nicht nur Einblick in die Bakteriologie und Tuberkuloseforschung Anfang des letzten Jahrhunderts. Sie zeigt auch beispielhaft, wie es ist, wenn Erkenntnisse aus der Wissenschaft in die Politik, hier die Gesundheitspolitik und Public Health überführt werden. Das aber ist nicht selbstverständlich, auch nicht der Einsatz der jeweiligen Forscher:innen, dass ihre Erkenntnisse letztendlich auch dem Menschen dienen.

Die Machtübernahme der Nationalsozialisten beendete die Arbeit von Lydia Rabinowitsch-Kempner jäh und zerstörte ihr Lebenswerk. Sie selbst wird entlassen, 1934 zwangspensioniert, die von ihr herausgegebene Zeitschrift „arisiert". Im selben Jahr stirbt ihre Tochter an Tuberkulose, bereits 1920 war ihr Mann dieser Krankheit, die sie ihr Leben lang beforschte, erlegen. Ihrer Tochter folgt Lydia Rabinowitsch-Kempner ein Jahr später nach.

Heute vergibt die Charité Lydia Rabinowitsch-Stipendien an promovierte Wissenschaftler:innen, die aus familiären oder sozialen Gründen ihre wissenschaftliche Laufbahn unterbrochen haben und sich nun wieder neu für gehobene Positionen in Forschung und Lehre qualifizieren möchten.

1.4.7 1984: Labor: Die Entdeckung von Helicobacter pylori

Ein Zeitsprung – in die 1980er Jahre… Noch in den 1970er Jahren glaubt man, dass eine Magenschleimhautentzündung (Gastritis) durch Stress und falsche Ernährung verursacht wurde: zu viel Alkohol, zu viel Kaffee, zu viel Fleisch – eben Säurelocker. Zwei Australier finden 1979 Hinweise, dass es noch eine andere Erklärung gab. Dass nämlich ein Bakterium 50 % aller Fälle von chronischer Gastritis und Magengeschwür verursacht. Dies wird in der wissenschaftlichen Community skeptisch aufgenommen: Kann das überhaupt sein? Im Magen herrscht doch ein extrem saures Milieu, das auch für Krankheitskeime alles andere als lebensförderlich ist.

Robin Warren und Barry Marshall lassen nicht locker. Erst entdeckt Warren, nur 42 Jahre alt, 1979 in über der Hälfte der Gewebeproben von Patienten Bakterien – und zwar vor allem immer dann, wenn die Patienten unter Entzündungen leiden. In der Petrischale wachsen will der Keim aber nicht. Eine Zucht scheint nicht möglich. Dann, so heißt es, vergisst Barry Marshall, damals der Assistent, Kulturen von diesem Bakterium im Brutschrank. Und merkt, dass sie sich einfach nur sehr langsam vermehren. Man scheint also für die Zucht nur mehr Zeit zu brauchen.

Damit nicht genug. Gegen den Willen seiner Frau, so heißt es, will er den Beweis liefern, dass dieses Bakterium im Zusammenhang steht mit einer Magenschleimhaut. 1984 schluckt er eine Dosis der Kultur, bekommt eine Gastritis – und kann so diesen Zusammenhang nachweisen. Die bakteriell bedingte Erkrankung kann er dann auch gleich wieder mit Antibiotika behandeln.

Eine revolutionäre Entdeckung. Denn plötzlich gibt es – durch die neue Ursache – auch eine neue Therapie, eine sinnvolle Therapie. Menschen mit Gastritis werden auf Helicobacter getestet und bei positivem Nachweis mit Antibiotika behandelt. Dies betrifft fast die Hälfte aller Patient:innen mit Gastritis. Und von ihnen würden 10–15 % ein Magengeschwür entwickeln, würden sie nicht behandelt: Im gleichen Jahr publizieren Marshall und Warren in der renommierten Zeitschrift Lancet: *Unidentified curved bacilli in the stomach of patients with gastritis and peptic ulceration.* (Marshall und Warren 1984)

Das Interessante an diesem Beispiel ist: Die These von Warren und Marshall scheint zunächst absolut unwahrscheinlich – man konnte sich nämlich einfach nicht erklären, wie das Bakterium im Magen überlebt. Heute weiß man: Es schützt sich mit einem neutralisierenden Puffer. Viele Fragen sind aber immer noch offen. Zum Beispiel auch, ob Helicobacter nicht zum natürlichen Inventar der Magenbesiedlung gehört und auch positive Effekte hat.

Warren und Marshall werden, wenn auch sehr viel später, für ihre Entdeckung geehrt: 2005 erhalten sie den Nobelpreis für Medizin.

1.4.8 Was ist die Definition von „Wissenschaft"?

Sie haben nun einige Beispiele aus der Geschichte von Wissenschaft und Forschung kennengelernt. Was haben diese Beispiele gemeinsam? Was ist das Besondere der Vorgehensweise?

In all diesen Beispielen wird versucht, eine Erkenntnis systematisch zu prüfen, also mit einem System, mit einer Struktur. Es wird versucht, zu überprüfen, ob der persönliche Eindruck auch darüber hinaus objektiv bestätigt werden kann.

1.4 Was sind die Highlights der Wissenschaftsgeschichte?

James Lind testet verschiedene Säuren in der Nahrung, weil er vermutet, dass diese Säuren helfen könnten. Dafür stellen die Forscher eine Hypothese, eine Annahme auf, die sie testen und dann belegen oder widerlegen wollen.

Häufig geht es um einen Zusammenhang von A und B.

Semmelweis erkennt den Zusammenhang zwischen dem Leichengift und der Sepsis. Die Entdecker des Helicobacter pylori den Zusammenhang zwischen der Gastritis und dem Bakterium.

Genau in diese Richtung gehen auch die Definitionen von Wissenschaft.

Das Schullexikon vom Brockhaus definiert Wissenschaft als

> *„Gesamtheit des menschlichen Wissens einer Epoche, das systematisch gesammelt, aufbewahrt, gelehrt und überliefert wird inklusive der Erkenntnisarbeit."* (Brockhaus Schullexikon o. D.)

Ähnliche Definitionen finden sich auch andernorts. Wichtig ist dabei, und darauf wird mit dem Begriff „Epoche" verwiesen: Wir haben immer nur einen bestimmten Wissensstand. Wissen kann sich ändern. Wissen kann auch als falsch entlarvt werden. Wissenschaft geht immer weiter. Und immer wird das Wissen, was zum gegenwärtigen Zeitpunkt existiert, zu einem bestimmten Thema berücksichtigt – und die neue Erkenntnis vor dem Hintergrund der alten Erkenntnisse diskutiert.

1.4.9 … im Kontext der Gesundheitsberufe?

Wie aber nun werden Wissenschaften im Kontext der Akademisierung von Gesundheitsberufen definiert? Nehmen wir dazu das Beispiel der Rettungswissenschaft.

2023 wurde das Standardwerk *Rettungswissenschaft. Grundlagen, Theorien und Perspektiven* als Sammelband veröffentlicht (Prescher et al. 2023). Hier beginnt das erste Kapitel *Modell einer entstehenden Disziplin: Forschungsfelder und Gegenstandstheorien der Rettungswissenschaft* mit einer einleitenden Beschreibung der Rettungswissenschaften, die deutlich auf die Anwendung abzieht und den Praxisbezug betont.

> *„Rettungswissenschaft ist eine angewandte Handlungs-, Reflexions- und Berufswissenschaft, deren Analysefokus die Phänomene „Retten und Notfallversorgung" sind. Die Rettungswissenschaft kann als eine an der Praxis orientierte Wissenschaftsdisziplin verstanden werden. Sie hat den Anspruch, Anleitungen für das Handeln der PraxisakteurInnen zu liefern."* (Prescher et al. 2023, S. 13)

Die Autoren sind ausgewiesene Experten: Prof. Dr. habil Thomas Prescher, Prof. Dr. Christian Bauer, Prof. Dr. Sebastian Koch, Thomas Hofmann als erster Vorsitzender der Deutschen Gesellschaft für Rettungswissenschaften e. V. u. a. Die Deutsche Gesellschaft für Rettungswissenschaften e. V. bietet ebenfalls eine Definition auf ihrer Website www.dgre.org, zeigt dabei, dass die Rettungswissenschaften in der Entwicklung sind und es diverse Ansätze gibt, sie zu definieren:

„Den Begriff Rettungswissenschaften zu definieren oder auch zu erklären gestaltet sich (noch) nicht als sehr einfach. Letztendlich finden auch regelhaft Diskussionen in der DGRe statt um bestimmte Aspekte dieser Disziplin zu beleuchten und ggf. zu definieren. Auch auf internationaler Ebene sind die Begriffe Paramedicine und Paramedic Science nicht abschließend und umfassend definiert, das gilt selbst für Länder, welche bereits Lehrstühle oder gar Fakultäten in diesem Bereich aufweisen können. Dennoch möchten wir eine vorübergehende Beschreibung der Rettungswissenschaften versuchen, um den Begriff zumindest etwas eingrenzen zu können: Wir verstehen die Rettungswissenschaft als Berufswissenschaft für die Tätigkeit von Notfallsanitäter*innen. Sie ist eine Symbiose aus (Notfall- bzw. extraklinischer) Medizin, Gesundheitswissenschaften und öffentlicher Sicherheit. Sie beinhaltet aber auch rettungsdienstspezifische Erkenntnisse aus anderen Fachgebieten wie beispielsweise Psychologie, Soziologie, Technik, Einsatztaktik, Erwachsenenbildung, Kommunikation oder Versorgungsforschung. (…)" (www.dgre.org, o. D.)

Die Autoren nennen hier zahlreiche Literaturempfehlungen für rettungswissenschaftliche Forschung zur Vertiefung.

1.4.10 Was ist evidenzbasierte Medizin/Pflege etc.?

Die Medizin, die Pflege, die Rettung, die Medizintechnologie von heute, sie sind evidenzbasiert, bzw. sie zielen darauf ab, evidenzbasiert zu sein. „Evidence-based" ist ein englischer Begriff, der wörtlich übersetzt „beweisgestützt" heißt. Es geht also nicht um Glauben/Meinungen/Überzeugungen, sondern um objektive, verlässliche Erkenntnisse.

Die evidenzbasierte Medizin – und das gleiche gilt für die evidenzbasierte Pflege oder die evidenzbasierte Physiotherapie oder die evidenzbasierten Rettungswissenschaften – kann und soll also dazu dienen, Entscheidungen von wissenschaftlicher Seite her zu erleichtern. Die evidenzbasierte Medizin liefert die Grundlage für Leitlinien.

Bei der evidenzbasierten Praxis (EBP) wird nicht nur die Studienlage berücksichtigt (externe Evidenz), sondern werden auch die Expertise, das Erfahrungswissen und die Empathie der Behandelnden (interne Evidenz) wie auch die Patientenerwartungen und -vorlieben einbezogen.

1.4.11 Was sind Leitlinien?

Leitlinien sind Zusammenfassungen des aktuellen wissenschaftlichen Erkenntnisstandes und der etablierten und anerkannten Verfahren in einem medizinischen Gebiet. Sie sollen Ärzt:innen, Gesundheitsberufe, Patient:innen und Angehörige bei Therapientscheidungen unterstützen.

Leitlinien beruhen auf Evidenz. Sie werden systematisch nach Sichtung und Bewertung von gesicherten Erkenntnissen und Abwägung von Vor- und Nachteilen durch ein Gremium von Experten erstellt.

Dabei stehen Empfehlungen für die praktische Anwendung im Vordergrund. Die Arbeitsgemeinschaft der wissenschaftlichen Fachgesellschaften (AWMF, awmf.org) betont:

> *„Leitlinien unterscheiden sich von anderen Quellen aufbereiteten Wissens (systematische Übersichtsarbeiten, Health Technology Assessments (HTA) mit oder ohne Metaanalysen) durch die Formulierung von klaren Handlungsempfehlungen, in die auch eine klinische Wertung der Ziele mit Relevanz für Patient*innen, Aussagekraft und Anwendbarkeit von Studienergebnissen eingeht.*
>
> *Leitlinien sind als „Handlungs- und Entscheidungskorridore" zu verstehen, von denen in begründeten Fällen abgewichen werden kann oder sogar muss. Die Anwendbarkeit einer Leitlinie oder einzelner Leitlinienempfehlungen muss in der individuellen Situation geprüft werden nach dem Prinzip der Indikationsstellung, Beratung, Präferenzermittlung und der partizipativen Entscheidungsfindung.*
>
> *Leitlinien sind für Ärzt*innen und weitere Anwendende rechtlich nicht bindend und haben daher weder haftungsbegründende noch haftungsbefreiende Wirkung."*

De facto müssen aber z. B. Ärzte im Nachhinein plausibel begründen können, warum sie von Leitlinien abgewichen sind.

Wie wird bei der Leitlinienentwicklung vorgegangen? Ein Gremium von Experten wird gebildet, das die vorhandenen Studien und Verfahren sichtet. Zunächst werden systematische Übersichtsarbeiten mit und ohne Metaanalysen recherchiert. Sind diese nicht ausreichend vorhanden, so wird nach Primärstudien, also klinischen Studien gesucht und diese beispielsweise nach dem Studiendesign wie z. B. randomisierte kontrollierte Studien (RCT). In den Studienregistern wird nach derzeit laufenden Studien gesucht. Der Evidenzgrad der Studien wird bestimmt. Aus der Evidenz der Studien wird eine Handlungsempfehlung abgeleitet. Die gesamte Entwicklung der Recherche, Bewertung und Empfehlung ist transparent, der entsprechende Prozess ist strukturiert und nachvollziehbar.

Durch Leitlinien werden medizinische Behandlungen standardisiert, ihre Qualität wird gesichert. Für Patient:innen gibt es in laienverständlicher Sprache formulierte Versionen der Leitlinien.

Unter www.awmf.org sind die deutschsprachigen und in Deutschland entwickelten Leitlinien, thematisch gegliedert, einfach zu finden.

Für die Suche nach Studien kann man sich im Literaturverzeichnis der jeweiligen Langfassung der Leitlinie orientieren oder in wissenschaftlichen Datenbanken: Wichtige Datenbanken sind unter anderem Pubmed, die Cochrane Library, CINAHL (Nursing), PEDro (Physiotherapie).

Einen ersten Einstieg können auch z. B. Google Scholar und researchgate.net bieten.

1.5 Was kann Wissenschaft?

1.5.1 Neue Antworten geben

Das Beispiel vom Helicobacter zeigt, dass Wissenschaftler bisweilen Erkenntnisse gewinnen, die vorher für unmöglich gehalten wurden. Aber auch ansonsten befassen sich gerade größere Studien, Doktorarbeiten und Habilitationsarbeiten mit neuen Erkenntnissen, neuen Themen, neuen Fragen – und liefern neue Antworten oder Antwortperspektiven.

> **Praxisbeispiel: Palliativversorgung für verschiedene Generationen**
>
> Der P.A.-Student Robert Bahls befragte in seiner Bachelorarbeit 74 Profis aus dem Gesundheitsbereich, inwieweit sie unterschiedliche Bedürfnisse der Generationen Babyboomer, X, Y und Z wahrnehmen und dafür vorbereitet sind. Es wurden signifikante Unterschiede in den Einstellungen und Erwartungen festgestellt, die durch eine generationsspezifische Anpassung der Palliativversorgung eine hohe Patientenzufriedenheit sicherstellen. (Bahls 2024)◄

1.5.2 Erfahrungswissen prüfen

Ein wichtiger Punkt ist, durch Studien Thesen und Annahmen zu beweisen und zu belegen – selbst wenn man sich durch die eigene Erfahrung oder auch intuitiv sicher ist. Es braucht Studien, um dafür zu sorgen, dass entsprechende Erkenntnisse anerkannt werden oder in die Lehre Eingang finden. Anderes Erfahrungswissen wird demgegenüber widerlegt.

Viele Gesundheitsberufler machen die Erfahrung, dass manchen Patienten Berührung gut tut. Aber stimmt das wirklich? Wie vielen Patient:innen geht es so? Und welche Art von Berührung finden sie wirklich angenehm?

Praxisbeispiel: Berührung bei Patienten

Genau dieser Frage stellte sich eine Arbeitsgruppe der Charité (Stöckigt, Teut 2019), an der die Autorin im Rahmen der anfänglichen Schulung mitwirken durfte. Primäre Fragestellungen des Projekts waren: Wie erleben Pflegende und Patient:innen Berührung? Wie beschreiben Patient:innen und Pflegende ihre therapeutischen Erfahrungen in Bezug auf Änderungen in der Schmerzwahrnehmung? Die Studie zielte darauf ab, zu belegen, ob tatsächlich Effekte durch die Berührung erzielt werden konnten.

Ausgewählt als Intervention wurde eine definierte Form der Berührung: die sogenannte intentionale Berührung. Es handelt sich um eine kurze, sanfte Berührung. Die Patiente:innen wählen selber, ob sie berührt werden wollen und wenn ja, ob am Ort des Schmerzes oder eher entfernt davon.

Mit speziell geschulten Altenpfleger:innen und 6 Schmerzpatient:innen wurden Interviews geführt und diese durch Videoaufnahmen ergänzt. Interviews und Beobachtungen wurden dann ausgewertet. Das Ergebnis bei dieser kleinen Gruppe: Von den 6 Patient:innen erlebte 3 Patient:innen eine Schmerzlinderung, 3 Patiente:innen keine Veränderung. Die Patient:innen beschrieben "better drive and positive feelings, and nurses felt empowered in their nursing work." (Stöckigt et al. 2019).◄

1.5.3 Altes widerlegen

Praxisbeispiel: Bettruhe nach Herzinfarkt

Über lange Zeit wurde angenommen, dass Patienten sich nach einem akuten Herzinfarkt schonen sollten. Noch in den 1950er Jahren wurde Patienten 4–6 Wochen Bettruhe verordnet. Eine amerikanische Studie von 1999 räumte damit auf: Sie suchte in zwei medizinischen Datenbanken (MEDline und Cochrane) nach Studien, bei denen Bettruhe nach einer x-beliebigen Erkrankung mit der frühen Mobilisation verglichen wurde. Das Ergebnis waren 39 sogenannte kontrolliert randomisierte Studien (dazu kommen wir später) zu 15 verschiedenen Krankheitsbildern. Bei 24 Studien, die alle Bettruhe oder Mobilisation nach einem medizinischen Eingriff verglichen, gab es kein signifikant (auch das wird später erklärt) besseres Ergebnis in der „Bettruhegruppe" als in der „Mobilisationsgruppe", die „Bettruhegruppe" schnitt sogar in manchen Punkten schlechter ab. Bei den restlichen 15 Studien wurde die Bettruhe oder die Mobilisation nicht im Anschluss an einen medizinischen Eingriff verordnet, sondern als Therapie selbst. Auch hier schnitt die Gruppe derer, die ins Bett geschickt wurden, nicht besser ab. Und bei einigen Krankheitsbildern ging es den Patient:innen, die sich im Bett erholen sollten, sogar schlechter als der Vergleichsgruppe: bei akutem Herzinfarkt, akuter Gelbsucht, Proteinurie und Bluthochdruck in der Schwangerschaft, akuten tiefsitzenden Rückenschmerzen und bei Wehen. Die Arbeit war in der renommierten Zeitschrift Lancet veröffentlicht und sie brachte die Welt dazu, z. B. bei Herzinfarkt oder Wehen die bisherige Strategie noch einmal zu überdenken (Allen et al. 1999). Der bezeichnende Titel: *Bed rest: a potentially harmful treatment needing more careful evaluation.* ◄

1.5.4 Missstände aufdecken

Praxisbeispiel: Gewalt im Kreißsaal

Tobias Richter ist Hebamme. Mit seinen 24 Jahren war ihm in seiner Berufstätigkeit das Thema „Gewalt im Kreißsaal" aufgestoßen. Diesem Thema widmete er seine Bachelorarbeit und wollte überprüfen, ob sich sein subjektiver, individueller Eindruck objektivieren ließ.

Für seine Bachelorarbeit befragte Richter insgesamt 322 klinisch tätige Hebammen nach ihren Gewalterfahrungen. Er unterschied Gewalt in verschiedene Kategorien. Die Ergebnisse: 91,9 % der 322 klinisch tätigen Hebammen gaben an, Gewalterfahrungen im Kreißsaal erlebt zu haben. Diese Erfahrungen ließen sich in folgende Kategorien einteilen (Mehrfachauswahl möglich), darunter u. a. 80,1 % verbale/psychische Gewalt (z. B. Beleidigungen, Drohungen, Entwürdigung…), 51,9 % strukturelle Gewalt (z. B. zu niedriger Personalschlüssel, Zeitmangel, mangelnde Anerkennung der beruflichen Tätigkeit…) und 52,7 % körperliche/physische Gewalt (z. B. Festhalten/ schmerzhaftes Zupacken, Kratzen/Kneifen…), 20,5 % sexualisierte Gewalt (z. B. sexuelle Kommentare/Bemerkungen, „Anbaggern", „Anmachsprüche"…), 25,2 % kulturelle Gewalt (z. B. Vorurteile, Akzeptanz von Gewalt…). Nur 4,0 % der befragten Hebammen hatten keine Gewalterfahrungen. (Richter 2024)◄

1.5.5 Probleme identifizieren

Fast alle unserer Studierenden aus den unterschiedlichen Gesundheitsberufen berichten von hohen beruflichen Anforderungen. Immer wieder wird dabei deutlich, dass sie auf die Belastungen durch mentalen, emotionalen und physischen Stress nicht ausreichend vorbereitet werden. Dazu eine Bachelorarbeit als Beispiel.

Praxisbeispiel: Vorbereitung von Praxisanleitern auf Belastungssituationen im Rettungsdienst

Michele Wetzlich ist Notfallsanitäter und studiert Medizinpädagogik. Ihn hat beschäftigt, dass angehende Rettungssanitäter nicht ausreichend vorbereitet werden für den Stress, den der Beruf mit sich bringt. Seine Wunschvorstellung: eine bessere Ausbildung von Praxisanleitern im Rettungsdienst: „Praxisanleiter müssen Strategien vermittelt bekommen, um Belastungssituationen zu erkennen und mit den individuellen Bewältigungsstrategien vertraut zu sein, um die mentalen Fähigkeiten der Auszubildenden zu verbessern und individuellen Bedürfnissen gerecht zu werden. Die Fähigkeiten der Praxisanleiter sind für einen reibungslosen Übergang in den beruflichen Alltag entscheidend." Entsprechend stellte er in seiner Bachelorarbeit die Frage: „Wie werden Praxisanleiter im Rettungsdienst auf Belastungssituationen und Bewältigungsstrategien in Nordrhein-Westfalen vorbereitet?" Um diese Frage zu beantworten, untersuchte er das Curriculum aus NRW auf diese Inhalte hin. Er stellte fest, dass die Thematisierung von Bewältigungsstrategien nur in 6 von 46 Schulen im Lehrplan aufgenommen worden war. Er identifizierte Stressoren aus dem Beruf und den Einsätzen wie auch aus innerbetrieblichen

Organisationsabläufen, entwickelte eine Online-Umfrage, die von 42 Teilnehmern der Weiterbildung zum Praxisanleiter beantwortet wurde. Weniger als die Hälfte von ihnen war in der Weiterbildung auf Belastungssituationen vorbereitet worden, von diesen fanden über 80 % die durchgeführte Vorbereitung nicht ausreichend, 70 % gaben an, sich gar nicht vorbereitet zu fühlen. In der Diskussion der Arbeit verweist Wetzlich auf das kanadische Programm „Road to Mental Readiness", das speziell u. a. für den Rettungsdienst entwickelt wurde. (Wetzlich 2023)◄

Ein zweites Beispiel einer Bachelorarbeit, zu einer Suchterkrankung und der Behandlung und Prävention dieser Erkrankung an Schulen.

Praxisbeispiel: Prävention von Magersucht an Schulen

Unsere Studentin Lena Itzek interessiert sich sehr für das Thema Magersucht. Sie trieb der Eindruck um, dass diese schwere Erkrankung an deutschen Schulen viel zu wenig thematisiert wird und zu wenig Prävention stattfindet. Genau das wollte sie wissen: Was tun allgemeinbildende Schulen zur Vorbeugung von Magersucht? Eine gute Frage – nur, wie beantwortet man sie? Man kann ja schlecht alle Schulen anschreiben, die es in Deutschland gibt. Diesem Thema wollte sie ihre Bachelorarbeit widmen.

Daher entschied sich Lena Itzek für einen anderen Weg: Zur Beantwortung der Forschungsfragen wurden von ihr die Lehrpläne der Primar- und Sekundarstufen I und II aller Bundesländer systematisch analysiert und die Ergebnisse durch eine Befragung der jeweiligen Gesundheits- und Bildungsministerien ergänzt. Die Untersuchung zeigte, welche Bundesländer in welcher Sekundarstufe Magersucht in welchem Fach thematisieren. Da dies häufig noch im Biologieunterricht ist, forschte Lena Itzek weiter nach, in welchen Bundesländern in welchen Sekundarstufen Lebenskompetenzen unterrichtet werden – eine wichtige Ressource zur Vermeidung von Suchterkrankungen. Sie legte also mit ihrer Datenerhebung eine genau Analyse des Ist-Zustandes vor. Sie bewies, dass ein deutlicher Handlungsbedarf im Bereich der Prävention von Magersucht besteht. Als Ergänzung zu ihrer Analyse entwickelte Lena Itzek schließlich noch ein Konzept, wie Magersucht im Unterricht zu thematisieren sei. (Itzek 2024)◄

1.5.6 Lösungen entwickeln

Beispiel: Strategien und Ressourcen von Rettungskräften, um belastende Ereignisse zu bewältigen

Thomas Ribbeck leitet eine Rettungsdienstschule in der Uckermark. Auch er thematisiert das Stressmanagement im Rettungsdienst und beginnt seine Bachelorarbeit mit den Worten:

> „… *Doch während die Rettungskräfte Leben retten und damit die Gesundheit von anderen Menschen schützen und erhalten, geraten sie selbst regelmäßig in stark belastende Situationen, die krank machen können. Aufgrund ihrer psychischen und physischen Belastungen laufen Rettungskräfte in Deutschland Gefahr, ein Burnout zu entwickeln oder an einer posttraumatischen Belastungsstörung zu erkranken. Sie stehen nicht nur vor physisch herausfordernden Situationen, sondern werden auch mit traumatisierenden Bildern an Einsatzorten konfrontiert und sind möglichen Bedrohungen für ihre eigene körperliche Unversehrtheit ausgesetzt. Derzeit weisen etwa 40 % der Mitarbeitenden im deutschen Rettungsdienst ein signifikantes Risiko für die Entwicklung eines Burnouts auf (Roth et al., 2022, S. 4)*" (Ribbeck 2024).

Thomas Ribbeck hat in seiner Abschlussarbeit erfahrene Rettungsdienstler, also die „alten Hasen" im Rettungsdienst befragt, wie sie mit Stress umgehen und was ihnen besonders hilft, die Belastungen der Arbeit zu verarbeiten. Seine Forschungsfrage lautete: Welche Strategien und Ressourcen nutzen Rettungskräfte, um belastende Ereignisse im Rettungsdienst zu bewältigen? Er führte ein Interview mit 5 Notfallsanitätern, die alle schon mehr als 15 Jahre Berufserfahrung haben, durch. Die Analyse der Interviews zeigte, wie wichtig der familiäre Rückhalt ist, gefolgt vom Rückhalt der Kollegen, dann positives Denken, Sport und Hobbies. (Ribbeck 2024)◄

Beispiel: Welchen Einfluss hat ein Deeskalationstraining in der Notaufnahme?

Die Studentin Corinna Schachinger wollte in ihrer Bacheloruntersuchung Gewalterfahrungen auf der Notaufnahme und die Wirkungen des Deeskalationstrainings untersuchen. Ihre Forschungsfragen waren:

Inwieweit beeinflusst die Teilnahme an Deeskalationstrainings die Selbstwirksamkeitserwartung bei Mitarbeitenden der Notaufnahme im Hinblick auf den Umgang mit aggressivem Verhalten durch Patient:innen und Angehörige?

Inwieweit wirkt sich die Teilnahme an Deeskalationstrainings bei Mitarbeitenden der Notaufnahme auf das persönliche Belastungsempfinden am Arbeitsplatz aus?

Inwieweit beeinflusst die Teilnahme an einem Deeskalationstraining das Bewusstsein für aggressives Verhalten und das Meldeverhalten?
Sie befragte das Personal aus vier Notaufnahmen in Berlin mittels einer Online-Umfrage. Die Ergebnisse zeigen, dass Deeskalationstrainings eine signifikante Rolle bei der Förderung des Meldeverhaltens von gewalttätigen Vorfällen spielen. Jedoch konnten keine signifikanten Effekte auf die Selbstwirksamkeitserwartung oder das Belastungsempfinden festgestellt werden. (Schachinger 2024)◄

1.5.7 Fakten checken

Beispiel: Mit Sehbehinderung studieren

Victoria Mai hat das Studium an unserer Hochschule als eine Studentin mit einer Restsehstärke von 2 % absolviert. Dies ist wirklich herausragend, da wir sie zwar gerne aufgenommen haben, jedoch in keiner Weise auf sehbehinderte Studierende vorbereitet waren und quasi erst mit Frau Mai angefangen haben, Kommilitonen zu sensibilisieren ebenso wie die lehrenden Kolleg:innen. Frau Mai, die das Medizinstudium in Regelzeit absolviert hat, nutzte ihre Bachelorarbeit, um sich dem Thema „Studieren in Deutschland mit Sehbehinderung oder Blindheit" intensiv zu widmen. Sie wollte wissen, wie deutsche Hochschulen auf Blinde und Sehbehinderte eingestellt sind und diese unterstützen. Im ersten Schritt untersuchte Frau Mai, welche der 423 Hochschulen in Deutschland auf ihrer Website Angebote oder spezielle Hinweise für Blinde und Sehbehinderte liefern. Diese Hochschulen wurden angeschrieben und um ein Interview gebeten. Aus den Antworten wurden Kategorien gebildet, die sehbehinderten und blinden Studierenden das Studium erleichtern. Diese ergaben, dass „Studenten mit Sehbehinderung oder Blindheit sowohl aufbereitete Lernmaterialien in gewissen Formaten benötigen, auf technische Hilfsmittel angewiesen sind, welche jedoch nicht zwingend von der jeweiligen Hochschule gestellt werden müssen, eine stabile Netzwerkverbindung für die eingeschränkten Studenten zugänglich sein muss, Prüfungsformen angepasst werden sollen, ein fester Ansprechpartner (für behinderungsbedingte Anliegen) für die Studenten ratsam ist und die Notwendigkeit eines Studienbegleiters von verschiedenen Faktoren abhängt. Das bedeutet, dass das Studieren mit Sehbehinderung oder Blindheit unter Berücksichtigung der besagten Aspekte an jeder beliebigen Hochschule und Universität möglich ist." (Mai, 2024, S. 7)◄

1.6 Was macht gute Wissenschaft aus?

Gute Wissenschaft hat verschiedene Merkmale. Bei jeder wissenschaftlichen Arbeit, auch bei einer Bachelorarbeit, wird die Qualität der Arbeit (und damit auch die Note) von diesen Kriterien abhängen.

1.6.1 Systematik

Wie bereits in der Definition oben beschrieben, ist systematisches Vorgehen für Wissenschaft entscheidend. In der wissenschaftlichen Arbeit wird ein Forschungsgegenstand systematisch erschlossen. Die Ergebnisse werden systematisch dargestellt.

> **Praxisbeispiel: Implementierung von Intensiv-Tagebüchern**
>
> Melanie Thode hatte als Intensivkrankenschwester den heilsamen Effekt von Intensivtagebüchern kennengelernt. Diese Tagebücher, die in Deutschland 2008 bekannt gemacht und in den ersten Kliniken implementiert wurden, wurden dennoch im Jahre 2014 nur in 20 % der Kliniken eingesetzt. Um herauszubekommen, was hier für Hinderungsgründe bestehen, führte Frau Thode eine systematische Literaturrecherche durch, ermittelte auf der Website www.intensivtagebuch.de wie auch den Datenbanken PubMed, LIVIVO und peDOCs mit ausgewählten Suchbegriffen insgesamt 73 Artikel, von denen 13 bei der Beantwortung der Forschungsfrage dienlich waren. Aufbauend auf der Auswertung dieser Artikel wurden systematisch verschiedene Kategorien von möglichen Problemen bei der Implementierung gebildet, z. B. mangelnde Zeit, zusätzliches Arbeitsaufkommen, Schwierigkeiten beim Schreiben, mangelnde Erfahrung, mangelnde Motivation, Umgang mit Intensivtagebuch bei Entlassung, Verlegung oder Tod, Befürchtung von zusätzlichen Aufgaben oder rechtliche Fragen. Außerdem wurden von ihr Lösungsvorschläge, entwickelt (z. B. der Einsatz von Vorlagen, Schulungen und Fortbildungen und dazu eine Weiterbildungsmaßnahme mit eigenen Schulungsmaßnahmen entwickelt. (Thode 2024)◄

1.6.2 Objektivität

In der Wissenschaft bedeutet Objektivität, dass ein Ergebnis nicht von der forschenden oder messenden Person abhängt. Ein Ergebnis ist objektiv, wenn auch ein anderer Tester das gleiche Ergebnis erhalten würde. Dafür muss die Methode sehr genau definiert sein und auch die Ergebnisse müssen objektiv interpretiert werden.

Es gibt viele Versuche, die Objektivität in Studien zu erreichen: Das kann zum Beispiel sein, dass die messende Person ansonsten nichts mit der Studie zu tun hat, den Studienablauf nicht kennt, nicht weiß, was sie eigentlich misst etc. Ob sich ein Ergebnis objektiv reproduzieren lässt, merkt man natürlich auch vor allem dadurch, dass es wiederholt wird.

Generell gilt: Der Einfluss der Person, die misst, wird reduziert, indem möglichst viel vorgegeben ist.

1.6.3 Validität

Misst eine Studie wirklich das, was gemessen werden soll? – Mit dieser Frage beschäftigt sich der Begriff „Validität". Er stammt von dem lateinischen Wort „validus", das so viel bedeutet wie „kräftig" oder „wirksam". Das englische Wort „validity" bedeutet in etwa „Gültigkeit", diese Übersetzung ist hilfreich, wenn es um die Bedeutung geht.

Auf den ersten Blick scheint die Frage nach der Gültigkeit, der Validität gar nicht so kompliziert. Schaut man aber genauer hin, dann muss man feststellen, dass nicht immer das gemessen wird, was gemessen werden soll.

> **Negativbeispiel**
>
> Ein Notfallsanitäter möchte Aufklärungsmaßnahmen zum Thema Wiederbelebung in der Bevölkerung erfassen. Er sucht jedoch vorrangig nach wissenschaftlich untersuchten Maßnahmen – und dies in der Datenbank PubMed. Damit ist seine Methode nicht valide, denn sehr viele Aufklärungsmaßnahmen wird er auf diesem Weg nicht erfassen. Oder er muss den Titel anpassen: Welche wissenschaftlichen Studien gibt es zu Aufklärungsmaßnahmen über Wiederbelebung?◄

1.6.4 Reliabilität

Die Reliabilität ist die Zuverlässigkeit einer Methode. Eine Eselsbrücke, um sich auch die Reihenfolge der Vokale zu merken, ist hier der englische Begriff „reliability". Die Reliabilität fragt, ob eine Methode bei wiederholter Durchführung der gleichen Testpersonen immer wieder zum gleichen Ergebnis kommt. Man kann also auch von Messzuverlässigkeit sprechen.

> **Beispiel**
>
> **Beispiel: Körpergröße**
> Ein gutes Beispiel für Reliabilität ist die Körpergröße: Sie kann mit einem Zollstock oder einem anderen Messinstrument relativ einheitlich gemessen werden. Am höchsten ist die Reliabilität, wenn der Prüfer immer das gleiche Instrument verwendet und dieses Instrument sehr zuverlässig ist. Zum Beispiel ein mechanisches Messgerät, bei dem von oben ein waagerechter Anschlag bis zum Kopf runtergeschoben wird und sich die Patienten am Boden auf eine bestimmte Stelle oder auch auf eine dort befindliche Körperwaage stellen.
>
> **Negativbeispiel: Allgemeinzustand**
> Die Einschätzung des Allgemeinzustandes eines Patienten wird nicht reliabel sein, wenn es auf einer Skala dazu lediglich die Einteilung gäbe in: gut – mittel – schlecht. Vermutlich würde der gleiche Patient, wenn er nicht entweder total gesund oder total krank ist – bei dieser simplen Skala von verschiedenen Profis unterschiedlich eingeschätzt. Die Skala ist zu undifferenziert, um reliable Ergebnisse hervorzubringen.◄

1.6.5 Nachvollziehbarkeit

Jede wissenschaftliche Arbeit, auch eine Bachelorarbeit, stellt einen wissenschaftlichen Prozess dar: vom Darstellen der Forschungsfrage, zum Stand der Forschung und der relevanten Informationen für den „theoretischen Rahmen" über die Methode und die Ergebnisse. Jeder dieser einzelnen Schritte will und muss vom Leser nachvollzogen werden können – und zwar so genau, dass ein anderer Forscher ihn exakt gleich wiederholen könnte. Dazu gehört auch, dass Probleme dokumentiert werden oder Fehler.

1.6.6 Kritikfähigkeit

Jede Arbeit stellt sich selbst infrage. In der Diskussion, einem Textabschnitt, der immer auf die Ergebnisse folgt, werden nicht nur die Ergebnisse diskutiert, sondern auch das eigene Vorgehen und mögliche Limitierungen. Eine Limitierung der eigenen Arbeit kann sein, dass man nur Studien aus Datenbanken im Volltext gelesen hat, die es kostenlos gab – sodass das Ergebnis vielleicht ein anderes gewesen wäre, wenn man kostenpflichtige Studien mit einbezogen hätte.

> **Praxisbeispiel: Humor in der Hebammenarbeit**
>
> Sonja Kasprzyk untersuchte in ihrer Bachelorarbeit das Thema „Humor in der Hebammenarbeit". Dafür wertete sie die Lebenserinnerungen und autobiographischen Texte von Hebammen aus, suchte hier entsprechende Textstellen heraus und verglich diese, arbeitete also heraus, ob die Hebammen, die über ihr Leben schrieben, Humor in ähnlichen Situationen einsetzten oder zu einem ähnlichen Zweck. Sie hatte 10 Biographien gefunden und diese auch systematisch gesucht. Und doch wird man dann an dieser Stelle einräumen, dass es sein kann, dass bestimmte Bücher, die nicht erfasst oder nicht gefunden wurden, das Ergebnis möglicherweise noch etwas geändert hätten. (Kasprzyk 2024)◄

1.6.7 Und was bedeutet das jetzt für mich?

Als Student:in lernt man die Forschungsarbeiten von anderen kennen. Ob es nun aus der Geschichte ist oder der jüngeren Vergangenheit. Wenn man eine Bachelorarbeit schreibt, arbeitet man sich in die Studien ein, die zu diesem Thema existieren. Sie sind immer nach dem gleichen Schema aufgebaut. Und auch man selber schreibt in genau diesem Schema: Theoretischer Hintergrund, Forschungsfrage, Methode zur Beantwortung, Ergebnisse, Diskussion, Fazit und Ausblick. Man sucht sich einen sehr kleinen, sehr speziellen Forschungsgegenstand, definiert eine Methode (und auch das ist weitestgehend vorgegeben – Sie lernen sie im zweiten Teil dieses Buches bereits kennen) – und dann geht es los!

Merke: Die Forschung greift, das zeigt auch die Geschichte, immer wieder Beobachtungen auf, die dann systematisch untersucht werden. Den Anfang aber macht die Wahrnehmung, die eine Frage aufwirft – der man dann in der Forschung nachgeht. Abb. 1.2 zeigt genau eine solche Situation: am Krankenbett.

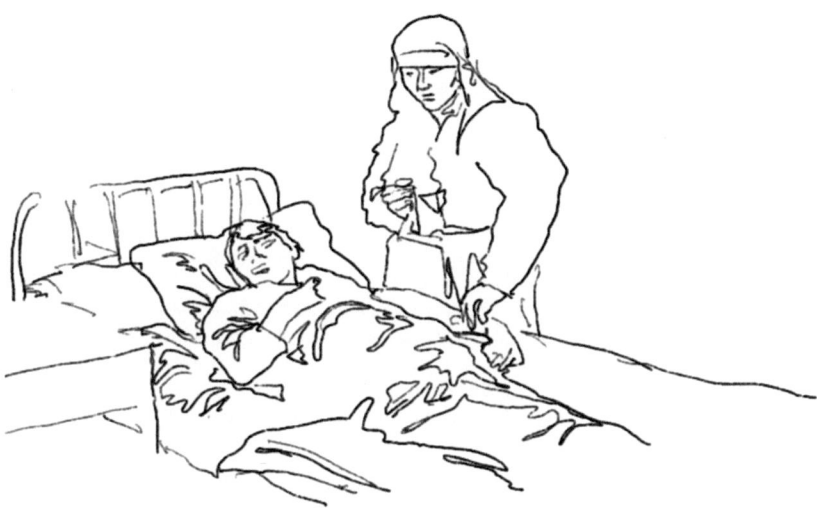

Abb. 1.2 Mittlerweile gibt es vielfältige Forschungsansätze in der Pflege

Literatur

Andrews R J (1.8.22) How Florence Nightingale Changed Data Visualization Forever, https://www.scientificamerican.com/article/how-florence-nightingale-changed-data-visualization-forever/. Zugegriffen: 25. Mai 25

Arbeitsgemeinschaft der Wissenschaftlichen Medizinischen Fachgesellschaften e.V. (AWMF) (05.09.2023). AWMF-Regelwerk. https://www.awmf.org/regelwerk/ Zugegriffen: 4. Apr. 25

Bahls R (2024) Erwartungen erfüllen: Maßnahmen zur Anpassung der Palliativmedizin an verschiedene Generationen. Bachelorarbeit (unveröffentlicht). Deutsche Hochschule für Gesundheit und Sport

Bartholomew M (2002) James Lind's Treatise of the Scurvy (1753). Postgrad Med J. 2002 Nov;78(925):695–6. https://doi.org/10.1136/pmj.78.925.695

Brockhaus Schullexikon, https://brockhaus.de/ecs/julex/adult/wissenschaft. Zugegriffen: 4. März 25

Bundesgesundheitsamt (21.1.2025). Leitlinien https://www.bundesgesundheitsministerium.de/service/begriffe-von-a-z/l/leitlinien.html und https://www.iqwig.de/ueber-uns/methoden/evidenzbasierte-medizin/

Bundesinstitut für Arzneimittel und Medizinprodukte (o.D.) www.bfarm.de/EN/BfArM/Tasks/German-Clinical-Trials-Register/FAQ-Glossary/_node.html. Zugegriffen: 1. März 25

Cochrane (o.D.) www.cochrane.de/ueber-uns/evidenzbasierte-medizin. Zugegriffen: 2. März 25

Deutsche Gesellschaft für Rettungswissenschaften: https://www.dgre.org/ueber-uns/rettungswissenschaften/. Zugegriffen: 2. Apr. 25

Ebert AD, David M (2016) Ignaz Philipp Semmelweis (1818–1865) – „Der Retter der Mütter" zum 150. Todestag. Geburtshilfe Frauenheilkd 2016:76-A7. https://doi.org/10.1055/s-0036-1571404

Eckart W (2007) Geschichte der Medizin, 6. Aufl. Springer, Berlin, Heidelberg, New York

Godemeier C (2011) Ignaz Philipp Semmelweis: Retter der Mütter. Dtsch Ärzteblatt. Medizin Studieren. 2/2011, https://www.aerzteblatt.de/archiv/titel/st/2011/2. Zugegriffen: 3. Jan 25

Hippokrates: Vierzehn Krankengeschichten, Epidemienbuch I. In: Hippokrates Epidemienbuch I. In: Kollesch, J. & Nickel, D. (1994): Antike Heilkunst. Ditzingen, Reclam

Institut für Qualität und Wirtschaftlichkeit im Gesundheitswesen (IQWiG) www.iqwig.de/sonstiges/glossar/evidenzgrade.html. Zugegriffen: 2. März 25

Itzek L (23.4.24) Was tun allgemeinbildende Schulen zur Vorbeugung von Magersucht? Eine systematische Analyse der Lehrpläne. Bachelorarbeit (unveröffentlicht). Deutsche Hochschule für Gesundheit und Sport. Berlin

Kant I (1784) Beantwortung der Frage: Was ist Aufklärung? Potsdam. https://www.google.de/books/edition/Beanwortung_der_Frage_Was_ist_Aufkl%C3%A4run/A6FAAAAAYAAJ?hl=de&gbpv=1&pg=PA1&printsec=frontcover Zugegriffen: 3. Febr. 2025

Kasprzyk S (3.6.2024). Humor in der Hebammenarbeit – Narrative aus berufsbiografischer Literatur. Bachelorarbeit (unveröffentlicht). Deutsche Hochschule für Gesundheit und Sport. Berlin

Kerckhoff A (2014) Heilende Frauen. Berlin: insel taschenbuch Suhrkamp

Kerckhoff A (2010) Warum krank? Wie heilen? Konzepte einer Anderen Medizin. Hirzel, Stuttgart

Lewis SJ und Heaton KW (1997) Stool form scale as a useful guide to intestinal transit time, 32(9):920–4. https://doi.org/10.3109/00365529709011203

Lind J (1753) Treatise on the scurvy by James Lind. An Inquiry into the Nature, Causes, and Cure, of the Disease, Printed for S. Crowder et al., London, Zugriff über die Maes Lind Library, https://www.jameslindlibrary.org/lind-j-1753/ Zugegriffen: 25. Apr. 25

Lind J (1757) An essay, on the most effectual means, of preserving the health of seamen, in the Royal Navy: containing, cautions necessary for those who reside in, or visit, unhealthy situations: with directions, proper for the security of all such, as attend sick persons in fevers: and an appendix of observations, on the treatment of diseases in hot climates. Printed for A. Millar... and A. Kincaid, and A. Donaldson, in Edinburgh, MDCCLVII. London. http://resource.nlm.nih.gov/2498013R. Zugegriffen: 2. Febr 25

Mai V (22.4.2024). *Studieren mit Seheinschränkung in Deutschland- Welche Unterstützungsmöglichkeiten gibt es?* Bachelorarbeit (unveröffentlicht). Deutsche Hochschule für Gesundheit und Sport. Berlin

Marshall BJ, Warren RM (1984) Unidentified curved bacilli in the stomach of patients with gastritis and peptic ulceration. Lancet 1984(16):1311–1315. https://doi.org/10.1016/S0140-6736(84)91816-6

National Library of Medicine (o. D.) www.clinicaltrials.gov. Zugegriffen: 12.3.25

National Library of Medicine (o. D.) www.nih.gov/health-information/nih-clinical-research-trials-you/glossary-common-terms. Zugegriffen: 2. März 25

Potthast JB (2023) 100. Todestag von Wilhelm Conrad Röntgen, Deutsches Patent- und Markenamt, https://www.dpma.de/dpma/veroeffentlichungen/meilensteine/erfindungenmitgeschichten/roentgen-strahlen/index.html Zugegriffen: 2. März 25

Prescher T, Bauer C, Dubb B, Th, Hofmann, Koch S (2023) Modell einer entstehenden Disziplin: Forschungsfelder und Gegenstandstheorien der Rettungswissenschaft. Kohlhammer, Stuttgart

Ribbeck Th (25.2.2024) Bewältigungsstrategien von Rettungskräften im Umgang mit Belastungen im Rettungsdienst. Bachelorarbeit (unveröffentlicht). Deutsche Hochschule für Gesundheit und Sport. Berlin

Richter T, Kujumdshiev S (2024) Gewalt gegen Hebammen im Kreißsaal: Geschlagen, beschimpft, bespuckt. Deutsche Hebammen Zeitschrift 76(7):82–86

Robert Koch Institut (19.4.2018) Robert Koch. Der Mitbegründer der Mikrobiologie. https://www.rki.de/DE/Content/Institut/Geschichte/Robert_Koch.html

Schachinger C (12.4.2024) Mitarbeiterbefähigung in Notaufnahmen: Eine Untersuchung der Auswirkungen von Deeskalationstrainings. Bachelorarbeit (unveröffentlicht). Deutsche Hochschule für Gesundheit und Sport. Berlin

Schade, M (19.3.24) Was ist eine Fast-Track-Promotion. www.academics.de/ratgeber/fast-track-promotion. Zugegriffen: 2. März 25

Semmelweis IP (1861a) Die Aetiologie, der Begriff und die Prophylaxis des Kindbettfiebers. Harlebens Verlags- Expedition. Pest, Wien und London Erstaunlicher Name. https://www.google.de/books/edition/Die_Aetiologie_der_Begriff_und_die_Proph/Mlp O45_1l14C?hl=de&gbpv=1&pg=PA1&printsec=frontcover

Semmelweis IP (1861b) Zwei offene Briefe an Dr. J. Spaeth, Professor der GEburtshilfe an der k.k. Josefs- Akademie in Wien, und an Horath Dr. F. W. Scanzoni, Professor der GEburtshilfe zu Würzburg von Dr. J.Ph. Semmelweis, Professor der Geburtshilfe an der königl. ungar. Universität zu Pest. Gustav Emich, Buchdrucker der ungar. Akademie, Pest. https://www.gutenberg.org/files/40261/40261-h/40261-h.htm

Stöckigt B, Suhr R, Sulmann D, Teut M, Brinkhaus Bl (2019) Implementation of Intentional Touch for Geriatric Patients with Chronic Pain: A Qualitative Pilot Study. Complement Med Res. 2019;26(3):195–205. https://doi.org/10.1159/000496063. Epub 2019 Apr 3. Zugegriffen: 15. März 25

Thode M (16.2.2024) Implementierung von Intensivtagebüchern im Pflegealltag eine systematische Literaturrecherche. Bachelorarbeit (unveröffentlicht). Deutsche Hochschule für Gesundheit und Sport. Berlin

Van den Höfel, N. (o. D.). Pflegewissenschaft, https://flexikon.doccheck.com/de/Pflegewissenschaft. Zugegriffen: 5. März 25

Vasold M (2003) Florence Nightingale. Eine Frau im Kampf um die Menschlichkeit. Pustet, Regensburg

Wetzlich M (18.7.2023) Die Schulung von Praxisanleitern im Rettungsdienst in NRW zu Belastungssituationen und Bewältigungsstrategien im Berufsalltag. Bachelorarbeit (unveröffentlicht). Deutsche Hochschule für Gesundheit und Sport. Berlin

Welche Arten von Forschung gibt es? 2

> **Zusammenfassung**
>
> Im Zentrum dieses Kapitels steht die Forschung mit ihren verschiedenen Studiendesigns. Dieses Kapitel bietet demnach eine Übersicht über Forschung, es werden Gegensatzpaare aufgestellt, wie z. B. Primär- und Sekundärforschung, Grundlagenforschung versus angewandte Forschung, Beobachtung versus Experiment, die empirische Forschung versus Literaturarbeit. Zahlreiche Beispiele aus der Wissenschaftsgeschichte mit einem unmittelbaren Bezug zu den Gesundheitswissenschaften werden vorgestellt. Dabei werden Begriffe erklärt wie Experiment, Randomisierung, Verblindung, RCT-Studie, Querschnittstudie, Längsschnittstudie, Kohortenstudie. Abschließend wird auf die wissenschaftliche Evidenz eingegangen. Die Inhalte bieten eine Unterstützung für Studierende und Einsteiger:innen in Studium und Forschung, einen breiten Überblick zu gewinnen und einen ersten Bezug zu den Evidenzstufen zu entwickeln.

2.1 Was sind mögliche Gegensätze in der Forschung?

Die Forschung im Bereich Medizin und Gesundheit ist ein weites Feld. Bevor wir mit den speziellen Methoden anfangen, hier zunächst ein Überblick, der Ihnen helfen soll, Forschung sehr grob einzuordnen.

Bitte beachten Sie: Begriffe zu Studientypen sind verwirrend, weil sie aus unterschiedlichen Perspektiven auf Forschung schauen und sich dabei Begriffe überschneiden. Mit der Zeit werden Sie aber ein Gespür dafür bekommen, was die einzelnen Begriffe aussagen.

Ich habe hier die folgende Gliederung gewählt, andere Bücher gehen etwas anders vor.

2.1.1 Primärforschung versus Sekundärforschung

„Versus" ist Latein und bedeutet „gegen", wobei hier immer etwas gegenübergestellt wird.

Die Begriffe „Primär-" und „Sekundär-" kommen von lateinischen Bezeichnungen: Primärforschung kommt von „primus" – der Erste, und meint ein Forschungsprojekt im ursprünglichen Sinne, im Labor, am Patienten, an größeren Bevölkerungsgruppen.

Sekundärforschung kommt vom Begriff „secundus" – der Zweite. Es ist die „Forschung über die Forschung". Sekundärforschung ist zum Beispiel, wenn alle Studien zum Einsatz eines bestimmten Medikamentes verglichen werden, auf die Ergebnisse, aber auch auf die Studienqualität.

Die Unterscheidung von „Primär-" und „Sekundär-" kommt in der Wissenschaft und der akademischen Bildung immer wieder vor, z. B. bei Primär- und Sekundärliteratur. Die Primärliteratur ist dann ein bestimmtes Buch, z. B. das genannte Buch „Notes on Nursing" von Florence Nightingale. Sekundärliteratur befasst sich beispielsweise dann damit, wann sie unter welchen Umständen dieses Buch geschrieben hat etc.

In der Medizin kennt man die Unterscheidung „Primär-" und „Sekundär-" z. B. von Infektionen.

2.1.2 Grundlagenforschung versus angewandte Forschung

Die Grundlagenforschung hat keinen konkreten Zweck, sie ist nicht auf die Therapie oder die Klinik ausgerichtet. Es geht darum, neue Erkenntnisse zu gewinnen, sie braucht keinen Nutzen haben und ist auch nicht auf einen Nutzen ausgerichtet.

Grundlagenforschung wird abgegrenzt von angewandter Forschung. Angewandte Forschung ist das genaue Gegenteil von Grundlagenforschung – man forscht mit Bezug auf die Praxis. Hier geht es um die Realität der Gesundheitsversorgung, und nicht nur um die Theorie. Man will ein bestimmtes Problem lösen, z. B. eine Therapie verbessern, eine neue Intervention überprüfen im Vergleich zur Standardtherapie oder auch die Dosis eines Medikaments genauer klären. Für Angehörige aus den Gesundheitsberufen von besonderer Bedeutung ist hier die klinische Forschung an Patienten.

Neuere Forschungsausrichtungen versuchen ganz gezielt, die Brücke zu schlagen und die beiden Extreme zu verbinden und bereits bei der Grundlagenforschung einen späteren Transfer von der Laborbank („bench") in die Praxis mitzudenken. Sie nennen sich „from bench to bedside and back" (vom Labor zum Patientenbett und zurück).

2.1.3 Beobachtung versus Experiment

Wie sehr bleibt man im „normalen Leben", ohne irgendetwas zu verändern – oder schafft künstliche Bedingungen? Auch diese beiden Pole gibt es. In einer Beobachtungsstudie werden Menschen einfach „nur" beobachtet: wie sie sich verhalten, was sie essen, trinken oder sonst so tun. In einem Experiment gibt es einen künstlichen Versuchsaufbau mit geschaffenen Rahmenbedingungen.

2.1.4 Empirisch forschen versus Literaturarbeit

In einer Bachelorarbeit kann sowohl selbst geforscht werden in einer Studie, z. B. mit einer Umfrage oder dem Test einer Intervention. Wenn man selber forscht, spricht man auch von einer empirischen Arbeit.

Aber auch eine Übersichtsarbeit über die Literatur ist möglich. Man spricht dann von einer Literaturarbeit. Diese kann z. B. ein systematischer Review sein über Studien.

2.1.5 Quantitativ versus qualitativ

Noch ein weiteres Gegensatzpaar sei an dieser Stelle genannt: zwei unterschiedliche Methoden der empirischen Forschung:

- In der quantitativen Forschung werden Daten erhoben, die sich „zählen lassen". Beispielsweise werden Umfragen mit Fragebögen gemacht, vielfach mit geschlossenen Fragen, bei denen vorgegebene Antworten angekreuzt werden.
- In der qualitativen Forschung fragt man deutlich offener und gibt nichts vor. Eine gängige Methode ist das qualitative Interview. Der Interviewpartner kann frei antworten, der Text wird später nach einer bestimmten Methode ausgewertet.

2.2 Was ist Grundlagenforschung?

In der Grundlagenforschung geht es erstmal „nur" um neue Erkenntnisse, der Nutzen ist zweitrangig. Das können Erkenntnisse über den Körper sein. Aber z. B. auch die Entdeckung der Röntgenstrahlen, die dann erst später für Diagnostik und Therapie genutzt wurde, fällt in den Bereich der Grundlagenforschung. Grundlagenforschung beschäftigt sich mit Fragen, wie z. B. der Körper „funktioniert" oder wie Krankheiten entstehen.

2.2.1 1840: Physiologie: Das Hämoglobinmolekül

Beispiel: Das Hämoglobinmolekül

Als Angehörige eines Gesundheitsberufes wissen Sie, dass das Hämoglobin, der rote Blutfarbstoff der Erythrozyten ist. Es besteht aus vier Eiweißketten und vier Hämgruppen, die jeweils ein eisenhaltiges Häm enthalten. Das Eisenion aus dem Häm kann ein Sauerstoffmolekül binden. Dieses gibt es im Organismus in der Zielzelle wieder ab. Hämoglobin dient also als Sauerstofftransporter.

Hämoglobin wird 1840 zum ersten Mal von Friedrich Hünefeld beschrieben, weitere Forscher folgen, für den 1928 erfolgten Nachweis zur Strukturformel, also dem Aufbau, erhält der Chemiker Hans Fischer 1930 den Nobelpreis für Chemie, die Struktur wird 1959 von Ma Perutz und Kollegen mithilfe der Röntgenkristallographie – darum wird es auch weiter unten gehen – entdeckt, wofür er 1962 den Nobelpreis bekommt.

Hierbei handelt es sich zwar zunächst um Grundlagenforschung. Das Verständnis des Moleküls erklärt jedoch Beobachtungen aus der Praxis: Durch die Bindung von Häm und Sauerstoff ändert sich die Farbe des Häms von dunkelrot in hellrot. Daher ist arterielles, sauerstoffgesättigtes Blut hellrot, venöses Blut dunkelrot.

Wer dies einmal verstanden hat, versteht auch sehr viel mehr, bzw. kann einen Zusammenhang zur Klinik herstellen: Erkrankungen, die durch einen Sauerstoffmangel gekennzeichnet sind, zeigen sich durch eine Zyanose, so z. B. beim Blue Bloater einer COPD.◄

2.2.2 1950: Genetik: Springende Gene

Das Beispiel von Conrad Wilhelm Röntgen wurde in Kap. 1 bereits beschrieben. An dieser Stelle seien auch noch die Arbeiten von zwei weiblichen Nobelpreisträgerinnen, die ebenfalls im Bereich der Grundlagenforschung gearbeitet haben, jedoch wenig bekannt sind, hingewiesen.

> **Beispiel: Springende Gene**
>
> Bei Conrad Wilhelm Röntgen verbreiteten sich die Erkenntnisse über die neuartige Strahlung wie ein Lauffeuer. Sehr schnell wurde der wissenschaftlichen Gemeinschaft und den Vertretern der Medizin klar, welche weitreichenden Konsequenzen diese Entdeckung hatte. Das ist jedoch nicht immer so.
>
> Bei der amerikanischen Nobelpreisträgerin Barbara McClintock dauert es 30 Jahre. bis die Bedeutung ihrer Forschung erkannt – und anerkannt – wird.
>
> McClintock befasst sich mit Genetik. Genetik, zur Erinnerung, ist die Lehre der Vererbung, sie fragt danach, wie sich Merkmale von einer Generation auf die nächste Generation übertragen. Der Mönch Gregor Mendel (1822–1884) hatte im 19. Jahrhundert Kreuzungsversuche mit Erbsen durchgeführt und Regeln für die Vererbung von Merkmalen aufgestellt. Wie das jedoch genau geht, weiß man nicht. Die Wissenschaft der Vererbung – Genetik – und die Wissenschaft der Zelle – Zytologie – sind getrennte Disziplinen. Erste Versuche, beides zu verbinden, gibt es mit der Fruchtfliege Drosophila. Bereits ab 1910 werden Veränderungen der Merkmale mit Beobachtungen unter dem Mikroskop, also auf Zellebene, verbunden.
>
> Barbara McClintock gilt als die bedeutendste Zytogenetikerin des 20. Jahrhunderts (vgl. Keller 1995). Sie arbeitet mit Mais. 1951 kann sie, nach vielen Jahren und unendlichen Forschungsreihen Erstaunliches feststellen, dank einer neuen Färbemethode und einer von ihr selbst entwickelten Technik, einzelne Chromosomen des Mais unter dem Mikroskop zu beobachten: Manche Gene auf den Chromosomen des Mais sind nicht fest lokalisiert, sondern können sich bewegen – und verändern damit bestimmte Merkmale in der nächsten Generation.
>
> Der von ihr dazu veröffentlichte Artikel findet wenig Aufmerksamkeit. Denn was hat der Mais schon mit dem Menschen zu tun?
>
> Mit 81 Jahren erhält Barbara McClintock den Medizin-Nobelpreis für genau diese Entdeckung. Mehr und mehr Forschungsergebnisse haben in der Zwischenzeit einerseits die gängige Vorstellung, dass die Gene fest auf den Chromosomen sitzen, gestürzt, andererseits gezeigt, dass Barbara McClintocks

Erkenntnisse auch für den menschlichen Organismus von immenser Bedeutung sind. Die springenden Gene sind es, die beispielsweise verursachen, dass die Resistenz eines Menschen gegenüber einem ganz bestimmten Antibiotikum auf ein anderes Antibiotikum übergehen kann. (vgl. Kerckhoff 2014)◄

2.2.3 1954: Physiologie: Der Wachstumsfaktor von Nervenzellen

Beispiel: Wachstum von Nervenzellen

Rita Levi-Montalcini (1909–2012)

Forschung scheint jung zu halten – zumindest bei der italienischen Wissenschaftlerin Rita Levi-Montalcini, die 103 Jahre alt wurde.

Gegen den Willen des Vaters hat die junge Rita Medizin studiert, das Studium mit der Bestnote summa cum laude abgeschlossen, sich auf Neurologie spezialisiert, die Forschung an Nervenzellen (vgl. Hitchcock 2005). Als Jüdin war ihr von Mussolini 1936 die Ausübung ihres Berufes verboten worden. Doch sie gibt nicht auf. Während der zweite Weltkrieg tobt, baut sie im Elternhaus in Turin in ihrem Schlafzimmer ein Labor auf mit Mikroskopen und einem selbstgebauten Brutkasten. Rita hatte zwei Jahre zuvor einen Artikel des deutschen Biologen Viktor Hamburger gelesen, eines Pioniers der Neuroembryologie, der sich mit den Entwicklungsstadien des Hühnerembryos befasste. Hier forscht sie weiter, unter durch den Krieg erschwerten Umständen, setzt die Forschung in einem Landhaus in den Bergen fort, wo sie, wie sie es sagte, ein „Privatlabor à la Robinson Crusoe" einrichtete, in der Ecke des Wohn- und Esszimmers. Auf dem Fahrrad besorgt sie sich von den umliegenden Bauernhöfen die notwendigen Eier, kann für ihre Forschung jedoch nur befruchtete Eier verwenden! Die Beschaffung ist nicht einfach, und oft genug werden ihre Brutversuche zunichte gemacht, wenn der Strom ausfällt. Sie publiziert ihre Entdeckungen. Viktor Hamburger liest ihren Artikel, lädt sie zu einem Forschungssemester nach St. Louis in den USA ein. 1947 bricht sie dorthin auf – aus dem Forschungsaufenthalt werden mehr als 25 Jahre. Sie führt Experimente durch, die erstmalig zeigen, dass es bei Zellen Wachstumsfaktoren gibt. In ihrem Fall: den *nerve growth factor*, kurz NGF. Sie entschlüsselt seinen chemischen Aufbau als Eiweiß aus zwei identischen Ketten mit jeweils 118 Aminosäuren.◄

Auch Rita Levi-Montalcini erhält – mehr als 30 Jahre nach ihrer Entdeckung – gemeinsam mit ihrem Kollegen Stanley Cohen 1986 den Nobelpreis für Medizin oder Physiologie für die „Aufklärung der Wachstumsmechanismen von Zellen und Organen". Denn in den Jahrzehnten nach ihrer Entdeckung werden noch weitere Wachstumsfaktoren entdeckt, die nach und nach dazu beitragen, ein völlig neues Licht auf die Ursache von Krankheiten zu werfen, auf Entwicklungsstörungen, Nerven-, Muskel- und Tumorerkrankungen. Heute setzt man einen Wachstumsfaktor der Haut zur Therapie des Mammakarzinoms ein, der Einsatz des NGF, der heute bereits gentechnisch hergestellt werden kann, wird bei Erkrankungen wie Nervenverletzungen, Querschnittslähmung, Multipler Sklerose, Parkinson und Alzheimer getestet und diskutiert. (vgl. Kerckhoff 2014)

2.3 Was ist ein Experiment?

An der Grundlagenforschung sehen wir bereits, dass hier vielfach Experimente durchgeführt wurden. Allerdings muss ein Experiment nicht zwangsläufig im Bereich Grundlagenforschung erfolgen, es gibt auch soziale Experimente oder Experimente mit Behandlungsmethoden. Tatsächlich muss man auch eine Sendung wie „Verstehen Sie Spaß?" in gewisser Weise als Versuchsaufbau und soziales Experiment ansehen, das jedoch leider manchmal zu Ungunsten der unwissenden Testpersonen ausfällt. Übrigens: In der Wissenschaft gibt es kein Experiment mehr ohne Einwilligung.

Bei dem Experiment handelt es sich um einen „künstlichen" Versuchsaufbau, in dem in den verschiedenen Versuchsreihen alles exakt gleich bleibt mit Ausnahme dessen, was man untersucht. Die Daten werden planmäßig und systematisch erhoben. Häufig werden Hypothesen, also noch unbewiesene Annahmen, geprüft, um diese zu bestätigen oder zu widerlegen.

Gerade in der Schule können Beobachtungen der Schülerinnen und Schüler durch Experimente gezielt vertieft und überprüft werden, Lernstoff kann veranschaulicht werden. In Ausstellungen und Museen werden Experimente durchgeführt, um Besuchern bestimmte Erkenntnisse plastisch zu vermitteln.

Beispiel: Kinderexperimente

Das Internet ist voll von spannenden Experimenten für Kinder in jedem Alter, auch mit alltäglichen Gegenständen, die man im Haus hat oder leicht beschaffen kann. Hier zwei Beispiele:

- Temperaturempfinden: Es gibt drei große Schalen mit Wasser: links kalt, rechts heiß, in der Mitte lauwarm. Das Kind legt die linke Hand in die linke Schale mit kaltem Wasser, die rechte Hand in die rechte Schale mit heißem Wasser. Dann werden beide Hände in die mittlere Schale mit lauwarmem Wasser gelegt Hier wird die Temperatur unterschiedlich wahrgenommen, abhängig von der Wassertemperatur vorher.
- Die Kerzenflamme und das Gefäß: Setzten Sie ein Kind auf einen Stuhl an einen Tisch. Stellen Sie eine brennende Kerze auf den Tisch, die Flamme sollte in etwa so hoch sein wie der Mund des Kindes. Stellen Sie nun erst ein Tetrapack zwischen das Kind und die Kerze und bitten Sie das Kind, zu pusten – die Flamme wird weiter senkrecht steigen. Stellt man aber statt des Tetrapacks eine runde Flasche zwischen das Kind und die Kerze, wird die Kerzenflamme waagerecht brennen oder ausgehen. Einfach mal ausprobieren! ◄

Beispiel: Psychoaktive Substanzen: Die Spinnenversuche

Ungewöhnliche Experimente fanden in den 1950er Jahren mit Spinnen statt. Ihnen wurden psychoaktive Substanzen verabreicht, hier zunächst Meskalin und Koffein und dann wurde beobachtet, wie sie ihre Netze bauten. Und tatsächlich: Die Netze waren völlig chaotisch. (Witt 1956)◄

Beispiel: Das Waisenkinderexperiment

Friedrich II. von Hohenstaufen (1194–1250) wird der folgende Versuch zugeschrieben (Horst 1975):

> *„Der Kaiser wollte die ursprüngliche Sprache der Menschheit herausfinden. Deshalb ließ er einige neugeborene Kinder ihren Müttern wegnehmen und an Pflegerinnen und Ammen übergeben. Sie sollten den Kindern Milch geben, daß sie an den Brüsten saugen könnten, sie baden und waschen, aber keinesfalls mit ihnen kosen und zu ihnen sprechen. Er wollte nämlich untersuchen, ob sie (nach ihrem Heranwachsen) die hebräische Sprache sprächen, die älteste, oder die griechische oder die lateinische oder die arabische oder aber die Sprache ihrer Eltern, die sie hervorgebracht hätten. Aber er mühte sich umsonst, weil alle Kinder starben... Denn sie können ohne das Patschen und das fröhliche Grimassenschneiden und die Liebkosungen ihrer Ammen und Ernährerinnen nicht leben."* ◄

2.3 Was ist ein Experiment?

Bei derartigen historischen Beschreibungen ist jedoch Vorsicht angebracht: Von einem ähnlichen Versuch des Pharao Psammetich im 7. Jh. v. Chr. berichtet der altgriechische Geschichtsschreiber und Reiseschriftsteller Herodot (ca. 485–425 v. Chr.) in seinen Büchern zur antiken Geschichte.

Es ist also auch denkbar, dass der einzige Autor, der vom Waisenkinderversuch berichtet, Salimbene von Parma (1221–1288), dem Kaiser diesen Versuch „angehängt" hat, um seine Skrupellosigkeit darzustellen, die Geschichtsschreibung also eine Verleumdung war.

Beispiel: Alterssimulationsanzug

In der Ausbildung im Bereich Altenpflege ist es für junge Menschen wenig vorstellbar, wie die typischen Beschwerlichkeiten des Alters aussehen. Aus didaktischen Gründen, aber auch, um Produkte besser an die Lebenswelt von alten Menschen zu adaptieren, wurden Alterssimulationsanzüge entwickelt. Der erste Alterssimulationsanzug, erfunden vom Verhaltenswissenschaftler Dr. Gundolf Meyer-Hentschel im Jahr 1994, hatte zum Ziel, Altern nicht nur theoretisch zu erfassen, sondern erlebbar zu machen. Dieser Ansatz ist seitdem hauptsächlich bei der Ausbildung von medizinischem Personal ausschlaggebend.

Der Einsatz in der Produkt- und Arbeitsplatzgestaltung begann mit dem Auftrag von Ford an das Ergonomics and Safety Research Institute (ESRI) der britischen Loughborough University 1994. Das Ziel war es, die Bedürfnisse alter Menschen als Kunden besser befriedigen zu können und dazu bedurfte es einer angepassten Produktentwicklung. Ebenso wichtig für die Wirtschaft war der Umstand, dass immer mehr Arbeitnehmer immer älter wurden und dahingehend eine Anpassung der Arbeitsbedingungen erforderte. Damit begann die vermehrte Beschäftigung mit dem Thema Alterssimulation. 1999 folgte das Massachusetts Institute of Technology (MIT) mit der Gründung eines eigenen AgeLab und der Entwicklung des eigenen Simulationsanzuges AGNES (Age Gain Now Empathy System). Mittlerweile gibt es eine große Anzahl an Alterssimulationsanzügen.

Mit dem Alterssimulationsanzug können auch Experimente gemacht werden. In Studien wurde mit einem Fragebogen erfasst, dass das Tragen derartiger Anzüge die Empathie bei jungen Menschen deutlich steigert. (Filz 2008)

Achtung: Man kann nicht genau eingrenzen, wann die Form des Experiments anfängt und wann sie aufhört. Auch Studien, bei denen die eine Gruppe eine Intervention erhält und die andere Gruppe als Kontrollgruppe das Standardmedikament bekommt, lässt sich nicht nur als interventionelle Studie bezeichnen, sondern auch als experimentelle Studie.◄

2.4 Was sind interventionelle Studien?

Klinische Forschung ist die häufigste und wichtigste Form der Forschung in der Medizin. Sie schafft quasi den Übergang von der Grundlagenforschung zur Anwendung in der Versorgung.

Die klinische Forschung muss zeigen, dass ein Medikament wirksam ist, dass es sicher ist, dass es anderen Medikamenten überlegen ist. Im Vorfeld muss zudem auch geklärt werden, dass es keine Risiken gibt.

Man spricht hier, wie gerade schon beschrieben, auch von interventionellen (oder experimentellen) Studien. In diesem Buch wird der Begriff „interventionelle Studien" verwendet.

Bitte beachten Sie, dass man die gleichen Studiendesigns auch z. B. für verschiedene Ausbildungsmethoden (B.A. Medizinpädagogik) oder verschiedene Pflegetechniken (B.Sc. Pflegewissenschaft) oder andere Interventionen verwenden könnte. Sie sind nicht auf die Medizin beschränkt.

Im Folgenden werden verschiedene Studiendesigns vorgestellt. Diese können nach unterschiedlichen Blickwinkeln in Kategorien unterteilt werden.

Für Sie ist das insofern interessant, da Sie klinische Studien lesen werden (oder Studien zu Ihrem Gesundheitsberuf) und diese Fragen auch bedeutend sind für Ihre Bachelorarbeit. Denn die jetzt aufgeführten Studiendesigns lassen sich auch in gewisser Weise auf andere Bereiche übertragen – also z. B. anstelle eines Medikaments einer physiotherapeutischen Intervention.

Bitte beachten Sie: Die Begriffe werden nicht immer ganz exakt gleich verwendet – manche Autoren und Institutionen reden von interventioneller Studie, andere von experimenteller Studie, und beide meinen etwas Ähnliches.

▶ Wer sich genauer mit klinischen Studien beschäftigen möchte, der kann in der Datenbank PubMed im Deutschen Register Klinischer Studien stöbern, das vom Bundesinstitut für Arzneimittel und Medizinprodukte geführt wird. (www.drks.de)

2.4.1 Welchen Zweck hat eine Studie?

Studien können zu ganz unterschiedlichen Zwecken durchgeführt werden: um die Diagnostik zu verbessern, eine Therapie zu prüfen (dies geschieht in verschiedenen Phasen), die beste Dosierung zu finden, aber auch, um die Lebensqualität zu verbessern.

2.4 Was sind interventionelle Studien?

Das ist absolut entscheidend: Es macht einen großen Unterschied, ob Sie bei einer Intervention bei Krebs untersuchen wollen, ob dadurch der Krebs geheilt wird oder die Lebensqualität gemessen wird. Ein Beispiel: Wenn Parkinsonpatienten zu einem Tanzkurs gehen, dann könnte man untersuchen, ob ihr Parkinson sich verbessert, aber auch, ob die Muskelsteifigkeit besser wird oder der Gemütszustand.

2.4.2 Der Zusammenhang von A und B

Sie merken schon: Wenn es um den Zusammenhang einer Intervention A und einem Parameter B geht, dann steckt dahinter eine Arbeitshypothese:
Tanzen verbessert die Muskelsteifigkeit. Oder: Tanzen verbessert die Stimmung. Genauso kann man in einer Bachelorarbeit aus allen möglichen Themen eine Forschungsfrage machen. Wenn man beispielsweise im Medizinpädagogikstudium den Vergleich von einer echten Situation mit dem Skills-Lab vergleichen will, dann ist eben sehr die Frage, was genau man hier untersuchen möchte und worauf man hinaus möchte (soll ja auch ein bisschen neu sein). Wenn man also beispielsweise untersucht, ob – auch das war eine Bachelorarbeit bei uns – ein Skills-Lab zum Wickelbad von Frühgeborenen die Handlungskompetenz verbessert und die Handgriffe übt, wird man diese Hypothese vermutlich bestätigen. Anders wird es sein, wenn es um die soziale und emotionale Kompetenz geht. Wenn man dies nun schon weiß, würde man in Folge zum Beispiel untersuchen, wie man das Skills-Lab in den Unterricht einbetten muss, damit auch die Faktoren, die dort nicht geübt werden, nicht zu kurz kommen.

2.4.3 Wie lässt sich dieser Zusammenhang beweisen? Was wird gemessen?

Wie lässt sich das Ziel der Studie erfassen in ganz konkreten, messbaren Werten?
Eine Aufgabe: Sie wollen herauskriegen, was es für einen Effekt hat, ob Patient:innen, die in einer OP-Schleuse warten, eine bestimmte Intervention erhalten. Nehmen wir beispielsweise eine bestimmte Atemübung... oder einen komischen Film. Vermutlich wird man nie beweisen können, ob diese Intervention irgendeinen Effekt auf den Erfolg der OP hat. Sehr wohl könnte man aber die Patient:innen fragen, ob die Atemübung sie beruhigen oder ablenken konnte.

> **Beispiel: Rettungsmittel und schwere Unfälle**
>
> Ein Student von uns aus dem Rettungsdienst wollte herausbekommen, woran es liegt, wenn mit Rettungsmitteln schwere Unfälle passieren. Er hatte zahlreiche Vermutungen, welche Faktoren hier eine Ursache darstellen: Die Uhrzeit, die Fahrerfahrung, Stadt oder Land, vorherige Einsätze, Verkehrsaufkommen etc. Und doch war es ihm nicht möglich, dazu irgendetwas schwarz auf weiß zu bekommen. Die Rettungsdienste hatten keine zufriedenstellenden Daten über die Unfälle, die Unfallstatistiken wussten natürlich nichts über den sonstigen Tagesablauf des Teams. Das Einzige, was der STudent schließlich herausbekam, war das Alter der Fahrer. Es wäre also möglich gewesen, eine Bachelorarbeit zu schreiben, ob es einen Zusammenhang gibt zwischen dem Alter und der Schwere des Unfalls. Das wollte er dann nicht und hat das Thema aufgegeben. ◄

Man sieht an den Beispielen: Die Frage, *wie* und *welche* Daten erhoben werden, ist von immenser Bedeutung. Ebenso, *wann* gemessen wird.

In interventionellen Studien werden Daten erhoben. Dafür werden bestimmte Messparameter definiert, die beispielsweise vor und nach der Intervention gemessen werden oder an verschiedenen Messpunkten im Verlauf.

> **Beispiel: Yoga gegen Stress bei Schüler:innen**
>
> In ihrer Doktorarbeit untersuchte Hannah Zillgen den Effekt von Yoga auf das Stressempfinden von Oberstufenschülern in Berlin. Der Hauptfokus der Studie konzentrierte sich auf das subjektive Stressempfinden, gemessen mit der Perceived Stress Scale (PSS) nach 10 Wochen Intervention. Weitere gemessene Parameter umfassten das allgemeine Wohlbefinden, die aktuelle Stimmungslage, die Konzentrationsleistung, VAS-Skalen zu Schmerzen, Kopfschmerzen, Schulter-Nacken-Verspannungen, Erschöpfung und Schlaf, Fragen zum Konsumverhalten, die Yoga-Selbstwirksamkeit und Evaluationsfragen. Die Datenerhebung erfolgte zu zwei Baseline-Zeitpunkten (vor und nach den 3-wöchigen Osterferien), nach der Intervention (nach 10 Wochen) und nach insgesamt 6 Monaten. (Zillgen 2022) ◄

2.4.4 Was sind Einschluss- und Ausschlusskriterien?

In einer klinischen Studie versucht man, Probanden zu gewinnen, die möglichst ähnlich sind. Wenn man also eine Studie zu Schlafstörungen macht, würde man versuchen, die Schlafstörungen einzugrenzen, vielleicht auch eine bestimmte Dauer voraussetzen. Und man würde andere Probanden ausschließen, z. B. wenn sie Vorerkrankungen haben oder Medikamente einnehmen, die sich auf den Schlaf auswirken.

2.4.5 Was heißt Randomisierung?

Eine Randomisierung ist eine Zufallsverteilung der Probanden in die unterschiedlichen Gruppen. Sie dürfen sich dies nicht selbst aussuchen, in welche Gruppe sie kommen. Dies ist ein wichtiges Kriterium für die Objektivität. Es gibt auch Studien, die nicht randomisieren. Das muss bei der Diskussion berücksichtigt werden.

2.4.6 Warum gibt es Gruppen und wenn ja, welche?

Wenn Sie eine Intervention untersuchen und alle Probanden diese Intervention erhalten würden, dann erzielen Sie zwar ein Ergebnis mit Messdaten, Sie wissen aber nicht genau, welchen Einfluss die Intervention an den Messdaten hat. Daher gibt es zwar Studien mit nur einer Gruppe, es werden in qualitativ hochwertigeren Studien jedoch meist mehrere Gruppen miteinander verglichen.

2.4.6.1 Eine Gruppe
Alle Teilnehmer einer Studie erhalten ein und dieselbe Intervention. Es gibt keine andere Gruppe zum Vergleich.

> **Beispiel: Stressmanagement-App im Rettungsdienst**
>
> In einer Studie aus Helsinki wurde überprüft, welchen Einfluss es auf den erlebten Stress und die Arbeitszufriedenheit hat, wenn Mitarbeiter des Rettungsdienstes in Achtsamkeit und Selbstmitgefühl geschult werden und regelmäßig eine App für Achtsamkeit und Selbstmitgefühl benutzen. Dafür wurden alle Mitarbeiter der Notaufnahme eingeladen in einen Vortrag über Achtsamkeit und Mitgefühl und über die Intervention. Anschließend konnten

sie an einem Training teilnehmen und erhielten eine App, die sie regelmäßig benutzten. Die Studie ergab, dass Training und regelmäßiges Nutzen den Stress der Mitarbeiter in der Notaufnahme signifikant reduzierte. (Mäkinen M et al. 2024)◄

2.4.6.2 Zwei Gruppen parallel (Parallelstudie)

Beispiel: Übergabe auf der Notaufnahme

In einer Studie aus Würzburg aus dem Jahr 2024 wurde die Übergabe an das neue Notaufnahmeteams parallel zu einer gerade laufenden Reanimation gemacht (Simulation im Versuchsaufbau). Im ersten Versuchssetting fand die Übergabe in dem Raum statt, in dem zeitgleich die Reanimation „stattfand". Bei der anderen Gruppe fand die Übergabe noch draußen vor der Tür statt. Im Anschluss wurden die Daten der Übergabe abgefragt. Es zeigt sich, dass die „Draußen"-Gruppe hier deutlich besser abschnitt und es offenbar das Team der Notaufnahme ablenkte, wenn sie sich im gleichen Raum befand, in dem die laufende Reanimation ablief. (Fischer et al. 2024)◄

2.4.6.3 Nicht-randomisierte, kontrollierte Studie

Beispiel: Yoga gegen Stress bei Schüler:innen

Auf die Doktorarbeit von Hannah Zillgen wurde bereits hingewiesen (Zillgen 2022). Sie untersuchte den Effekt von Yoga auf das Stressempfinden von Oberstufenschülern in Berlin. In dieser Studie gab es zwei Gruppen, die jedoch nicht randomisiert wurden: Schüler von Berliner Oberschulen hatten das Angebot, an einem Yogakurs teilzunehmen (oder auch nicht). Schauen wir uns das Studiendesign genauer an:

„Durchgeführt wurde eine nicht-randomisierte kontrollierte Studie mit parallelem Gruppenvergleich an zwei Berliner Oberstufenzentren. Eine Gruppe erhielt über 10 Wochen einen wöchentlichen Yogakurs über 90 min, die Kontrollgruppe besuchte den herkömmlichen Schulsport. Der Hauptfokus der Studie konzentrierte sich auf das subjektive Stressempfinden, gemessen mit der Perceived Stress Scale (PSS) nach 10 Wochen Intervention. Weitere gemessene Parameter umfassten das allgemeine Wohlbefinden, die aktuelle Stimmungslage, die Konzentrationsleistung, VAS-Skalen zu Schmerzen, Kopfschmerzen, Schulter-Nacken-Verspannungen, Erschöpfung und Schlaf, Fragen zum Konsumverhalten, die Yoga-Selbstwirksamkeit und Evaluationsfragen. Die Datenerhebung erfolgte zu zwei Baseline- Zeitpunkten (vor und nach den 3-wöchigen Osterferien), nach der Intervention (nach 10 Wochen) und nach insgesamt 6 Monaten.

Ergebnisse: 92 Schüler in einem Alter von $19{,}6 \pm 2{,}2$ Jahren wurden in die Studie eingeschlossen, davon n = 54 in die Yogagruppe und n = 38 in die Kontrollgruppe, die durchschnittlich an 7 Übungseinheiten Yoga bzw. 7,9 Übungseinheiten Schulsport teilnahmen. Bei der Auswertung zeigte sich kein signifikanter Gruppenunterschied bezüglich der Stresswahrnehmung – weder nach 10 Wochen noch nach 6 Monaten.

Allerdings waren in der 6-Monats-Erhebung Kopfschmerzen in der Yogagruppe signifikant niedriger ausgeprägt im Vergleich zur Kontrollgruppe. Weiterhin zeigten sich signifikante Verbesserungen innerhalb der Yogagruppe bezüglich des subjektiven Stressempfindens." (Zillgen 2022)◄

2.4.6.4 Randomisierte, kontrollierte Studie

Beispiel: Kräutertee bei Stress von Paramedics

In einer iranischen Studie wurden 60 Emergency Medical Technicians (EMTs) per Zufall in zwei Gruppen eingeteilt: Die eine trank – wie immer – schwarzen Tee. Die andere Gruppe erhielt Stachys lavandulifolia (Lavendel-Ziest) in einer Dosierung von 2 g/Tag. Zu Beginn und zum Ende der zweimonatigen Interventionszeit wurde der Stress mit der Hospital Stress Scale (HSS-35) gemessen, die Daten wurden mit SPSS software version 22 ausgewertet. Die Ergebnisse zeigten, dass in der Lavendelgruppe der Stress Score signifikant gesunken war und auch im Anschluss deutlich niedriger blieb, im Gegensatz zu der Schwarzteegruppe. (Jadidi Al et al. 2023)◄

2.4.7 Wie wird kontrolliert?

2.4.7.1 Kontrolle mit Wartegruppe

Bisweilen macht es auch Sinn, dass nicht alle Gruppen von Anfang an eine Therapie erhalten. Manchmal möchte man die Intervention gerne mit Placebo vergleichen und dabei aber auch den Effekt von Placebo untersuchen. Dieser wird dann im Vergleich zu einer Gruppe sichtbar, die gar keine Intervention oder eine Kontrolle erhält. Ein Beispiel: Gegen Schlafstörungen wird ein chemisch-synthetisches Präparat in Gruppe 1 eingesetzt, ein pflanzliches Präparat in Gruppe 2, ein Placebopräparat in Gruppe 3 und Gruppe 4 bekommt erstmal gar keine Intervention. Dann lässt sich herausfinden, ob Placebo einen Effekt hat, der im Vergleich zur „Nullgruppe" (keine Therapie) auffällig ist.

Was auch noch dafür spricht, eine „Wartegruppe" einzurichten: Wenn sich Probanden für eine Studie anmelden und dann in der Nullgruppe landen, sind sie meist unzufrieden. Daher wird häufig dann einfach etwas abgewartet („Wartegruppe") und sie erhalten die Intervention etwas später. Hier ist häufig das sogenannte Cross-Over-Design zu finden, bei dem in einer späteren STudienphase die Interventionsgruppe zur Kontrollgruppe wird und die Kontrollgruppe/Wartegruppe zur Interventionsgruppe.

2.4.7.2 Kontrolle mit Standardtherapie/-behandlung

Beispiel: Verlängerter Körperkontakt nach Geburt

Prospektiv: In einem Krankenhaus in China sollte untersucht werden, ob eine 90-minütige Dauer von Körperkontakt zwischen frischgebackenen Müttern und ihren Säuglingen nach einem Kaiserschnitt einen Einfluss hatte z. B. auf das Stillen. Entsprechend wurden zwei Gruppen designt: In einer Standardgruppe wurde der Körperkontakt zwischen Mutter und Kind auf die üblichen 10–30 Min nach einem Kaiserschnitt beschränkt. In der zweiten Gruppe (Interventionsgruppe) wurde dafür Sorge getragen, dass – trotz Kaiserschnitt – insgesamt ein Körperkontakt von 90 min gewährleistet wurde. Es zeigte sich, dass diese Gruppe im Hinblick auf das Stillen besser abschnitt: Das erste Stillen erfolgte früher, es dauerte länger, die Milch schoss früher ein, es wurde insgesamt länger ausschließlich gestillt, die Frauen waren zufriedener. Auch gab es in der „Körperkontakt-Gruppe" eine geringere Rate an neonataler Hypothermie, neonataler Hypoglykämie und einen geringeren Blutverlust. (Xu et al. 2024)◄

2.4.7.3 Placebokontrolle

Eine Placebokontrolle ist bei medikamentösen Interventionen die Kontrolle mit einem wirkungslosen Präparat, das jedoch genauso aussieht wie das pharmakologisch wirksame Verum (also das Präparat für die Intervention).

2.4 Was sind interventionelle Studien?

Bedacht werden muss, dass die Placebotherapie sehr gut umzusetzen ist bei Medikamenten. Bei anderen Interventionen (von Heilpflanzentee bis Atemübung) ist eine Placeboversion oft nicht zu machen.

Was auch noch interessant ist: Es gibt Studien, die mittlerweile neben der Verumtherapie, also der eigentlichen medikamentösen Intervention, verschiedene Placebotherapien einsetzen: ein verstecktes Placebo (sieht aus wie das Verum), aber auch ein Open-Label-Placebo. Hier wird die Wirkstofffreiheit völlig offengelegt und untersucht, welchen Effekt diese Placebotherapie im Vergleich zu Vermum und zum versteckten Placebo hat.

> **Beispiel: Prazosin im Vergleich zu Placebo bei Kriegsveteranen mit PTBS**
>
> Eingeschlossen in diese Studie von 2018 wurden 304 Kriegsveteranen, die chronische PTBS hatten und über häufige Albträume klagten. Die Veteranen wurden per Zufall in zwei Gruppen eingeteilt, die beide über 26 Wochen entweder Prazosin oder Placebo erhielten. Prazosin wurde dabei ansteigend über 5 Wochen bis 20 mg bei Männern und 12 mg bei Frauen gegeben. Nach der 10. Woche erhielten beide Gruppen ihre Medikation für weitere 16 Wochen. Das Ergebnis: In Woche 10 wie in Woche 26 gab es keine signifikanten Unterschiede zwischen den beiden Gruppen im Hinblick auf Albträume. Suizidgedanken tauchten bei 8 % der Prazosingruppe im Vergleich zu 15 % der Placebogruppe auf. (Murray et al. 2018)◄

2.4.7.4 Parallelgruppenstudie mit 3 Gruppen plus Placebokontrolle

> **Beispiel: Stört abendlicher Koffeingenuss den Schlaf?**
>
> Eine etwas ältere Studie von 2013 untersuchte, welchen Einfluss der Konsum von Koffein darauf hat, ob der Schlaf gestört ist. 3 Patientengruppen erhielten Koffein als Tablette (400 mg am Tag) (zur Info: eine große Tasse Kaffee enthält knapp 100 mg Koffein) zu unterschiedlichen Uhrzeiten: 6 h vor dem Zu-Bett-Gehen, 3 h davor oder unmittelbar davor. Die Schlafqualität wurde mit einem Schlaftagebuch dokumentiert wie auch mit einem Schlafmonitoring. Eine weitere Gruppe erhielt Placebo. Bei allen drei Einnahmezeitpunkten konnten signifikante Störungen des Schlafes bemerkt werden, der Zeitpunkt aber machte – bei dieser Dosierung – keinen Unterschied. Die Studie legt nahe, dass man bis 6 h vor dem Zu-Bett-Gehen keinen Kaffee trinken sollte, zumindest nicht in einer Dosierung von 400 mg Koffein. (Drake et al. 2013)◄

2.4.7.5 Cross-over-Design

Eine Cross-over- („Über-Kreuz"-)Studie sagt aus, dass die beiden „Arme" zu einem definierten Zeitpunkt getauscht werden. Dies kann im Fall einer Placebokontrolle bedeuten, dass Gruppe A erst Verum bekommt und Gruppe B Placebo und dann ab einem bestimmten Zeitpunkt Gruppe A Placebo bekommt und Gruppe B Verum. Bei einem Design, bei dem die Intervention mit einer Nullgruppe (keine Intervention, kein Placebo) parallel beginnt, könnte also Gruppe A zu Beginn die Intervention bekommen, Gruppe B bekommt keine Intervention, dann wird getauscht. Dieses Studiendesign ist häufig.

Gibt man den beiden Gruppen jeweils ein unterschiedliches Medikament, ist dieses Design nicht so einfach, da es zu Überlappungseffekten kommt, hier ist eine ausreichende „Auswasch"-Phase („Wash out") erforderlich.

Beispiel: Zeitbeschränktes Fasten gegen Standard bei NAFLD

In einer australischen Studie aus Melbourne wurde der Effekt von zeitbeschränktem Fasten für 16 h täglich von 20.00 Uhr abends bis 12.00 Uhr mittags als Therapie mit den Standardempfehlungen bei dem Krankheitsbild „non-alcoholic fatty liver disease" (NAFLD) zu Ernährung und Lebensstil verglichen. Primärer Endpunkt, als der entscheidende zu messende Parameter, war die Lebersteatose, sekundäre Endpunkte Veränderungen der Lebersteifigkeit, Blutdruck, Gewicht, Taillenumfang u. a.

32 Probanden wurden zufällig den beiden Gruppen zugeordnet, 28 begannen mit der jeweiligen Therapie (Fasten oder Standard), dann wurde die Therapie getauscht. Die Ergebnisse zeigen, dass das zeitbeschränkte Fasten eine signifikante Abnahme von Lebersteatose, Gewicht, Taillenumfang und BMI im Vergleich zur Standardbehandlung zur Folge hatte. (Feehan et al. 2023)◄

2.4.8 Was heißt Verblindung?

Im Zusammenhang mit einer klinischen Studie bedeutet Verblindung, nicht zu wissen, wer in welcher Gruppe ist bzw. was die Intervention ist. Die Verblindung dient auch dazu, Fehler oder Beeinflussung auszuschließen. Angenommen, der Prüfer/die Prüferin, die am Ende Werte untersuchen, wissen, wer beispielsweise in einer Medikamentenstudie das Medikament oder das Placebo erhalten hat, kann es sein, dass sie die Teilnehmer:innen unbewusst beeinflussen oder selber

2.4 Was sind interventionelle Studien?

am Ende eine etwas verzerrte Wahrnehmung haben und die Werte anders interpretieren. Bei den Teilnehmer:innen kann es auch einen Unterschied machen, ob sie wissen, in welcher Gruppe sie sind.

2.4.8.1 Einfache Verblindung

Bei einer einfachen Verblindung ist nur eine „Seite", meist die der Probanden verblindet. Bei einer placebokontrollierten Studie wissen sie beispielsweise nicht, ob sie in der Interventions- oder der Placebogruppe sind.

Bei Medikamentenstudien ist eine Verblindung einfach. Das Prüfmedikament und das Placebomedikament sind sich täuschend ähnlich und können gut verwechselt werden vonseiten der Proband:innen.

Bei anderen Interventionen ist dies natürlich viel schwieriger. Angenommen, in einer Studie würden bei Rückenschmerzen ein Schmerzmedikament, eine Physiotherapie und eine App mit Gymnastik gegeneinander getestet, dann bekommen natürlich die Proband:innen mit, was mit ihnen geschieht und was sie tun sollen. Eine vollständige Verblindung ist hier also nicht möglich. Dies kann zu Verzerrungen (Bias) führen. Gleichzeitig kann man aber einer Verblindung nahekommen, weil die Teilnehmer:innen beispielsweise nicht wissen, was in den anderen Gruppen passiert, was die Prüfparameter angeht etc. Manchmal wird ja auch etwas ganz anderes geprüft, als was man den Teilnehmer:innen mitteilt.

2.4.8.2 Doppelte Verblindung

Bei einer doppelten Verblindung sind sowohl Prüfer:innen wie Teilnehmer:innen im Ungewissen. Nur zur Info: Gelegentlich wird auch von einer dreifachen Verblindung gesprochen, wenn auch die Personen, die die Daten auswerten, verblindet werden.

> **Beispiel: Eingeschobene Fragen in Podcasts**
>
> In dieser doppelblinden kontrollierten Studie wurden 137 Auszubildende aus 6 Notfallmedizinprogrammen randomisiert, um eine von zwei Versionen eines Podcasts über die Geschichte der Hypertonie zu hören. „Die Versionen waren identisch, außer dass Version 1 fünf Fragen im Laufe des Podcasts enthielt („interpolierte Fragen"), um fachlich wichtige Aspekte hervorzuheben. Die Azubis wurden 48 h nach dem Hören und 2–3 Wochen später mit einem Fragebogen aus 15 identischen Multiple-Choice-Fragen befragt. 5 Fragen standen direkt im Zusammenhang mit den eingeschobenen Fragen, 10 Fragen waren unabhängig davon." (Weinstock et al. 2020)

Ergebnis: In den unmittelbaren Nachtests wurde keine signifikante Differenz festgestellt. Beim Nachtest 2–3 Wochen später jedoch konnten die Azubis aus der Gruppe mit den eingeschobenen Fragen deutlich mehr Fragen beantworten (Unterschied 5,6 %).

Im Hinblick auf die Fragen zu Inhalten, die von den eingeschobenen Fragen abgedeckt wurden, hatte der Interventionsarm sowohl bei den Sofort- und Nachtests deutlich höhere Mittelwerte mit absoluten Unterschieden von 8,7 % und 10,1 %. Bei anderen Fragen gab es keinen signifikanten Unterschied zwischen den Gruppen.

„Die Studie zeigt: Podcasts, die interpolierte Fragen enthielten, verbesserten die Wissenserhaltung nach 2 bis 3 Wochen." (Weinstock et al. 2020)

Die Studie war doppelblind: Weder die Azubis noch der Studienleiter wussten, welcher Azubi welcher Gruppe zugeordnet worden war. ◄

2.4.9 Was ist eine RCT-Studie – der Goldstandard?

Als „Goldstandard" der klinischen Forschung gilt immer noch die randomisierte placebokontrollierte Doppelblindstudie.

Beispiel Multizentrische Interventionsstudie: Musik während einer CA-Operation

Die folgende Studie ist eine doppelblinde, placebokontrollierte randomisierte Interventionsstudie, die zudem noch – im Vergleich zu den bisherigen dargestellten Studien – an verschiedenen Orten stattfand. Die Studie wurde parallel in drei niederländischen Krankenhäusern durchgeführt, nämlich im Erasmus University Medical Center Rotterdam, dem Maasstad Hospital Rotterburg und dem Elisabeth-Tweesteden Hospital in Tilburg. Erwachsene Patient:innen, die mit der Indikation eines Ösophaguskarzinoms im Stadium II-III operiert wurden, wurden in die Studie eingeschlossen. Ausgeschlossen wurden diejenigen Patienten, die ein Hörgerät trugen, nur wenig Holländisch sprachen, Kortikosteroide nahmen oder Bedenken dagegen hatten, unbekannte Musik zu hören. Die Patienten trugen alle noise-cancelling Kopfhörer. Die Interventionsgruppe hörte klassische Musik über diese Kopfhörer, die Kontrollgruppe keine Musik. Die Zuordnung zu den Gruppen erfolgte nach dem Zufallsprinzip durch das verwendete Computerprogramm. Gemessen wurden die Schmerzen am ersten Tag nach der Operation (primärer Endpunkt, also der Hauptmesspunkt) oder die Schmerzen während der ersten Woche nach der Operation, der Bedarf nach Opioiden, die Medikation unter der Operation, die Komplikationsrate, die Liegedauer im Krankenhaus und die Sterblichkeitsrate mit einer Nachuntersuchung nach 30 Tagen. Die Musik reduzierte nicht die postoperativen Schmerzen. Keine statistisch signifikanten Unterschiede wurden in der Medikation gesehen, der Komplikationsrate oder der Liegedauer. (Fu et al. 2024)◄

Merke: Wenn eine Studie an nur einem Ort durchgeführt wird, nennt man sie monozentrisch. Natürlich ist es besonders spannend, wenn das gleiche Prüfprotokoll, also der gleiche geplante Ablauf an verschiedenen Standorten durchgeführt wird, um zu sehen, ob dann auch das gleiche Ergebnis herauskommt. Man nennt dies multizentrisch.

2.4.10 Reflexion der RCT

Aus statistischer Sicht besteht maximales Interesse, mögliche Störfaktoren in einer Studie auszuschließen: Dies können der Einfluss durch den Studienleiter, Interpretationen, aber auch subjektive Einschätzungen der Probanden sein. Daher ist eine Studie möglichst objektiv, wenn sie kontrolliert ist, wenn sie verblindet ist und wenn die Messgrößen objektiv sind. Dies ist aber nicht immer möglich:

- Medikamentöse Therapien lassen sich gut doppelt verblinden. Anders sieht dies aus bei Körpertherapien, Hausmitteln, naturheilkundlichen Anwendungen, Atemübungen, Lebensstilmodifikation etc. Hier weiß der Patient stets, was er tut, die Intervention kann maximal einfach verblindet werden.
- Ebenso problematisch ist in all diesen Fällen die Placebokontrolle. Eine Gymnastikübung als Intervention lässt sich nicht durch eine andere Gymnastikübung placebokontrollieren, dies ist stets eine Intervention.
- Die Placeboforschung zeigt, dass Placebo selbst einen eigenen Heilungsfaktor darstellt. Daher scheint es ratsam, die zu prüfende Intervention im Vergleich zu Placebo wie auch zu einer weiteren Kontrolle zu prüfen.

2.5 Was ist eine Beobachtungsstudie?

So wie sich Grundlagenforschung und angewandte Forschung als Pole zeigen, so kann man auch die Frage, in welchem Maße für Forschungszwecke eingegriffen und gestaltet wird, zwischen den Polen Beobachtungsstudie und Experiment ansiedeln.

Bei einer Beobachtungsstudie wird, wie der Name bereits sagt, beobachtet. Es wird NICHT eingegriffen. Die Beobachtungsstudie wird wiederum untergliedert: Wird lediglich zu einem einzigen Zeitpunkt etwas erfragt? Wird etwas erfragt und dann in der Zukunft die Befragung/Beobachtung fortgesetzt? Wird rückblickend etwas beobachtet?

2.5.1 Was ist eine Querschnittstudie?

Eine Beobachtungsstudie, die nur zu einem Zeitpunkt bzw. innerhalb eines umschriebenen Zeitraums durchgeführt wird, quasi eine Momentaufnahme, wird auch als Querschnittstudie bezeichnet und damit von Studien abgegrenzt, die sich über einen langen Zeitraum erstrecken („Longitudinalstudien").

Beispiel: Tätigkeiten von ärztlichem und pflegerischem Personal in einer Notaufnahme

Weigl et al. wollten untersuchen, mit welchen Tätigkeiten ärztliches und pflegerisches Personal beschäftigt war. 2020 notieren sie in München systematisch, welche Tätigkeiten von pflegerischem und ärztlichem Personal in einer interdisziplinären Notaufnahme in einem süddeutschen Krankenhaus der Maximalversorgung durchgeführt werden. Dabei wurde die Art der Tätigkeit und ihre Dauer dokumentiert. Derartige systematische und vergleichende Analysen gab es zuvor für den deutschsprachigen Raum nicht. Methode war hier die teilnehmende Beobachtung. Die Tätigkeiten wurden nach einem vorgegebenen – also standardisierten Klassifikationssystem mitsamt der Zeitdauer kodiert. Es wurden 160 Einzelbeobachtungen (mit einer Gesamtzeit von ca. 240 h) durchgeführt; 99 bei Pflegekräften sowie 61 bei Ärzt:innen. Eines der Ergebnisse war: „Notaufnahmeärzt:innen arbeiten 30 % ihrer Zeit in direktem Patientenkontakt, Pflegekräfte hingegen 44 %." (Weigl et al. 2021)◄

2.5 Was ist eine Beobachtungsstudie?

> **Beispiel: Wie schätzen Patienten und Notfallsanitäter Schmerz ein?**
>
> Das Schmerzmanagement ist in der präklinischen Versorgung von großer Bedeutung. In einer Studie von 2024 aus Tübingen sollte untersucht werden, ob der Schmerz von präklinischen Patienten, die mit dem Rettungswagen ins Krankenhaus gebracht werden, in der Schmerzstärke von den Patienten selbst und den Notfallsanitätern ähnlich oder unterschiedlich eingestuft wird. Dafür wurden beim Roten Kreuz in Reutlingen 6364 Patienten nach ihrer Schmerzstärke befragt, auf einer Schmerzskala von 0–10. Sie ergab, dass die Schmerzen von den Patienten von diesen selbst oft höher eingeschätzt als vom Rettungsdienst, also als stärker angegeben wurden. Der Unterschied der Einschätzung der Schmerzstärke nahm mit der Stärke der Schmerzen („unerträglich") zu, ebenso mit dem Alter sowohl der Patienten wie auch des Rettungspersonals. Die Autoren schlagen vor, die Anamnese zu ergänzen durch die Frage, ob die Schmerzen erträglich/unerträglich seien. (Häske et al. 2024)◄

> **Beispiel: Warum suchen Patienten eine internistische Notaufnahme auf?**
>
> 2024 wurden Patient:innen befragt, die in München in die internistische Notaufnahme der LMU kamen. Sie erhielten einen Fragebogen und wurden befragt, ob sie eingewiesen worden waren oder selbstständig in die Notaufnahme gekommen und aus welchem Grund sie gekommen waren. Zudem wurden sie gefragt, ob sie alternative Versorgungswege kennen. Die Daten von 1086 Patienten konnten ausgewertet werden. 33 % von ihnen waren vom Arzt oder einer anderen Versorgungsstelle eingewiesen worden. Die anderen waren selbstständig in die Notaufnahme gekommen. Der Hauptgrund war die subjektiv beurteilte Dringlichkeit der Beschwerden. Knapp ein Drittel der Patienten wurde stationär aufgenommen und weiterbehandelt.
>
> Ergebnis: Die Kenntnis von alternativen Versorgungswegen wie einer Inanspruchnahme des Rettungsdienstes, der Vorstellung beim kassenärztlichen Bereitschaftsdienst oder dem Besuch von Notfallpraxen war gering. (Sitter et al. 2024)◄

> **Beispiel: Burnout beim Personal der Notaufnahme**
>
> Zwischen dem 15.07.2023 und dem 14.08.2023 wurden in Chengdu, in der Provinz SiChuan in China, Mitarbeiter der Notaufnahme mit einem Fragebogen befragt, der allgemeine demografische Angaben enthielt, den Maslach

Burnout Invetory-General Survey (MBI-GS) und den Fatigue Scale-14 (FS-14). Von 2299 befragten Mitarbeitern aus 166 medizinischen Einrichtungen in Chengdu beantworteten 99,57 % den Fragebogen, darunter 1420 Krankenschwestern (61,50 %) and 889 Ärzte und Ärztinnen (38,50 %). 33,36 % Teilnehmer litten unter Burnout, darunter 30,27 % unter mildem Burnout, 2,78 % unter moderatem Burnout und 0,3 % unter schwerem Burnout. Die Häufigkeit nahm mit dem Arztberuf, einem höheren Wert an Müdigkeit und Fatigue, dem Alter und der Berufserfahrung zu. (Liu et al. 2024)◄

2.5.2 Was ist eine Längsschnittstudie (Longitudinalstudie)?

Bei einer Längsschnittstudie wird eine bestimmte Gruppe über einen längeren Zeitraum beobachtet.

Beispiel: Die Berliner Altersstudie

Die Studie wurde zunächst als Querschnittstudie durchgeführt (1990–1993). Der Zeitraum über die drei Jahre scheint zwar lange, tatsächlich aber brauchte es einfach so lange, verschiedene Faktoren von Senioren in den Kategorien: „differentielles Altern, Kontinuität und Diskontinuität im Alterns- und Lebensverlauf, Kapazitäts- und Handlungsreserven älterer Menschen und Altern als systemisches Phänomen" bei mehreren hundert Probanden zu dokumentieren. Die Kern- oder Intensivstichprobe der Studie bestand aus 516 Personen im Alter von 70 bis über 100. Sie wurden aufgeteilt in die Altersgruppen 70–74, 75–79, 80–84, 85–89, 90–94, 95 und mehr Jahren. Jede dieser Gruppen ist mit jeweils 43 Personen vertreten.

Die 516 Personen wurden innerhalb eines umschriebenen Zeitraums in 14 Sitzungen hinsichtlich ihrer geistigen und körperlichen Gesundheit, ihrer intellektuellen Leistungsfähigkeit und psychischen Befindlichkeit sowie ihrer sozialen und ökonomischen Situation untersucht.

Seitdem wird die Studie als Längsschnittstudie weitergeführt, die Teilnehmer wurden bisher weitere sieben Mal nachuntersucht. Die Studie läuft bis heute (www.base-berlin.mpg.de, Zugriff 09.05.2025).◄

Beispiel: Die Nonnenstudie

2.5 Was ist eine Beobachtungsstudie?

Eine wirklich bahnbrechende Studie im Hinblick auf die Alzheimererkrankung war die Nonnenstudie von David A. Snowdon. Es handelt sich dabei um eine Longitudinalstudie über 678 katholische Nonnen im Alter von 75 bis 107 Jahren. Die Daten für diese Studie beinhalteten frühe und im mittleren Lebensalter befindliche Risikofaktoren für Alzheimer. Hinzu kamen Untersuchungen der Gehirne von denjenigen Nonnen, die Ihre Gehirne für die Untersuchungen post mortem zur Verfügung stellten.

Das verblüffende Ergebnis: Bei manchen Nonnen waren die für Alzheimer typischen Strukturen zwar im Gehirn vorhanden – aber die Nonnen waren nicht dement, sondern verfügten bis zu ihrem Tod über hohe intellektuelle Fähigkeiten. (Snowdon 2003) Diese Studie hat auf die große Bedeutung von sozialen Strukturen, geregetem Tagesaublauf, gewohnter Umgebung etc. hingewiesen als Schutzfaktoren bei Alzheimer-Demenz.◄

2.5.3 Was ist eine Kohortenstudie?

In der Kohortenstudie werden mehrere Gruppen über einen längeren Zeitraum parallel beobachtet. Die Probanden können gesund oder krank sein, man kann über die Zeit Daten erheben und auswerten (prospektiv) oder rückwirkend Daten auswerten (retrospektiv). Bei einer prospektiven Kohortenstudie ist der Start in der Gegenwart und man plant in die Zukunft. Man hat gesunde Probanden und schaut, wer im Laufe der Zeit an was erkrankt.

Beispiel: Die Framingham-Studie

Die Framingham-Studie ist eine der wichtigsten Studien, die etwas über Risikofaktoren für Herz-Kreislauf-Erkrankungen aussagen. Die Originalkohorte von 1948, bestehend aus 5209 Männern und Frauen zwischen 30 und 62 Jahren aus Framingham in Massachusetts, hatte als gemeinsames Merkmal, dass sie noch keine Symptome einer Herz-Kreislauf-Erkrankung hatte und auch noch keinen Herzinfarkt oder Schlaganfall erlitten hatte. Sie wurde mit insgesamt 32 Untersuchungen bis 2014 beforscht. Mit der Zeit wurden neue Kohorten gebildet und parallel untersucht: die Kohorte der Ehepartner, der Kinder, dann mehrere Kohorten von multikulturellen Bewohnern von Framingham ab 1994 und schließlich auch die Kohorte der Enkel (www.framainghamheartstudy.org, Zugriff vom 05.05.2025).

Da hier mehrere Kohorten parallel untersucht wurden, spricht man von einer „Kohortenstudie". Die Studie ist prospektiv.◄

Bei einer retrospektiven Kohortengruppe werden kranke Personen als Gruppe ausgewählt und man schaut, welche Risikofaktoren sich in der Vergangenheit finden.

> **Beispiel: Welche Faktoren erhöhen das Risiko für geriatrische Patienten, an Covid zu sterben?**
>
> Stefan Dörr et. al. wollten wissen, welche Risikofaktoren es für ältere und alte geriatrische Patienten gab, Covid zu bekommen. Sie untersuchten in der zweiten Covid-Welle 2020/2021 retrospektiv die Patientendaten von 168 geriatrischen Patienten zwischen 65 und 97 Jahren, die alle eine nachgewiesene SARS-CoV-2-Infektion gehabt hatten und im Zeitraum vom 01.10.2020 bis zum 31.03.2021 stationär behandelt worden waren. Sie wurden von den Forschern untersucht im Hinblick auf Symptom- und Krankheitsdauer, Laborparameter und Begleiterkrankungen. Ziel war es, Risikofaktoren für einen tödlichen Verlauf herauszuarbeiten. Knapp ein Drittel der Patienten verstarb, die Mortalität war bei den über 90-Jährigen verständlicherweise am höchsten. Das Ergebnis der Auswertung: Das Risiko eines tödlichen Ausgangs wurde durch ein hohes Alter, eine kurze Symptomdauer, eine vorbekannte Demenz sowie die Einnahme von Neuroleptika und Antidepressiva erhöht. (Dörr, 2023)◄

2.5.4 Was ist eine Fall-Kontroll-Studie?

Eine Fall-Kontroll-Studie ist eine retrospektive („rückblickende") Beobachtungsstudie, die zwei Gruppen hat: die „Fälle" und die Kontrollen. Variante 1: Es werden Patienten mit einer Krankheit untersucht im Hinblick auf Eigenschaften, die z. B. zu dieser Krankheit geführt haben können. Die Kontrollgruppe besteht aus Erkrankten, die diese Eigenschaft nicht aufweisen, ansonsten aber möglichst ähnlich sind. Beispielsweise werden alle Patienten mit Herzinfarkt daraufhin befragt, ob sie geraucht haben oder nicht, ob sie in der Arbeit bestimmten Schadstoffen ausgesetzt waren etc. Fall-Kontroll-Studien können dazu dienen, die Ursachen und Risikofaktoren von Erkrankungen besser zu beantworten. In einer anderen Variante werden erkrankte Personen mit nicht-erkrankten Personen verglichen.

2.5.5 Was ist eine Fallstudie oder Case Study?

Nicht immer sind Studien möglich mit vielen Patienten. Und so sind auch die Beschreibungen eines einzelnen Patienten häufig die ersten Wegweiser für neue Erkrankungen oder hilfreich, um auch andere, ähnliche Krankheitsverläufe zu finden. Dies war der Fall bei HIV.

> **Beispiel: Eine neue Krankheit – beschrieben durch einen Case Report**
>
> Michael S. Gottlieb ist 1981 33 Jahre alt und Assistenzprofessor, auf Immunologie am University of California Los Angeles (UCLA) Medical Center spezialisiert. Als er einen seiner Immunologiestipendiaten bittet, nach interessanten „Teachingfällen" zu suchen, erfährt er von einem jungen homosexuellen Mann mit unerklärlichem Fieber, dramatischem Gewichtsverlust und einem stark geschädigten Immunsystem. Der Mund des Patienten ist voller Defekte, die bislang nur bei einer Störung der T-Lymphozyten vorkommen. Gottlieb bespricht den Fall mit Post-Docs, führt weitere Bluttests durch und weist eine Veränderung der T-Zellen nach. Dies ist bislang ein unbekanntes Syndrom. Der Patient wird ohne definitive Diagnose aus dem Krankenhaus entlassen, aber 1 Woche später wieder aufgenommen, mit Fieber und Lungenentzündung. Der behandelnde Art lässt eine Biopsie machen, bei der sich *Pneumocystis carinii* fand, eine seltene, aber bekannte Ursache für Lungenentzündung, die bei einigen Organtransplantationspatienten und Kindern mit Immunschwäche gefunden wurde. Der Patient wird behandelt und wieder entlassen. Im Laufe der nächsten Zeit hört Gottlieb von insgesamt 3 Patienten, die ebenfalls homosexuell sind, Fieber haben, geschwollene Lymphknoten, Anomalien der T-Zellen und *Pneumocystis carinii*. Drei von ihnen haben das Cytomegalievirus (CMV). Sie entwickeln zudem das Kaposisyndrom, einen seltenen Hautkrebs.
>
> Gottlieb veröffentlicht einen kurzen Artikel über die Fälle im CDC *Morbidity and Mortality Weekly Report*, bereitet parallel einen Artikel im *New England Journal* vor. Es gibt zunächst keine Resonanz. Als jedoch wenig später ein ähnlicher Artikel über Fälle mit Kaposisarkom bei homosexuellen Männern in New York veröffentlicht wird, erinnern sich auch die Medien an Gottliebs kurze Meldung und nehmen nun dann auch seinen Fachartikel wahr. Gottlieb hat mit seinen Beobachtungen, seinen niedergeschriebenen Fällen tatsächlich eine neue Erkrankung als Erster sichtbar gemacht – sein Artikel soll eines der am häufigsten zitierten Texte in der medizinischen Literatur werden. (Fee und Brown 2006)◄

2.6 Was ist wissenschaftliche Evidenz?

Wir hatten dies bereits im ersten Kapitel:
Die Medizin, die Pflege, die Rettung, die Medizintechnologie von heute, sie sind „evidenzbasiert" bzw. sie zielen darauf ab, „evidenzbasiert" zu sein. „Evidence-based" ist ein englischer Begriff, der wörtlich übersetzt „beweisgestützt" heißt.

Das Institut für Qualität und Wirtschaftlichkeit im Gesundheitswesen schreibt zur evidenzbasierten Medizin:

> *„Gemeint ist damit eine medizinische Versorgung, die sich nicht allein auf Meinungen und Übereinkünfte stützt, sondern auf Belege („Evidenz"). Diese Belege sollen mit möglichst objektiven wissenschaftlichen Methoden erhoben worden sein und verlässliche Ergebnisse liefern."* (www.iqwig, de, Abruf 03.04.2025)

Die evidenzbasierte Medizin – und das Gleiche gilt für die evidenzbasierte Pflege oder die evidenzbasierte Physiotherapie oder die evidenzbasierten Rettungswissenschaften – kann also dazu dienen, Entscheidungen von wissenschaftlicher Seite her zu erleichtern.

Der Grad der Evidenz ist nicht bei allen Arbeiten gleich. Ein Einzelfall hat eine geringere Evidenz wie eine systematische Übersicht über Dutzende von klinischen Studien. Grundsätzlich kann man sagen, dass die Evidenz wie folgt abnimmt:

- Metaanalyse
- Systematische Übersicht
- RCT – randomized controlled trials, randomisiert kontrollierte Studien
- Kohortenstudie
- Querschnittstudie
- Fall-Kontroll-Studie
- Fallbericht/Case
- Expertenmeinung, Gutachten

Die Regel dahinter wird erkennbar: Je mehr Erfahrung gebündelt wird, je besser das Studiendesign ist, je mehr die Gütekriterien der Wissenschaft durch Studiendesigns und Anforderungen wie Kontrolle oder Randomisierung eingehalten werden (und Verblindung, wenn möglich), desto höher ist die Evidenz.

Bitte beachten Sie: In Teil II von Sabine Fesel gibt es weitere Informationen zur Beurteilung der wissenschaftlichen Evidenz.

2.7 Was ist der Nobelpreis?

Der Nobelpreis wurde vom schwedischen Erfinder und Industriellen Alfred Nobel (1833–1896) gestiftet. Er wird seit 1901 jährlich vergeben in den Kategorien Physik, Chemie, Physiologie oder Medizin, Literatur und Friedensbemühungen. Jedes Jahr, am 10. Dezember, dem Todestag des Schweden, wird er verkündet. Die Preisträger werden dann in Stockholm ausgezeichnet, wo es ein sehr sehenswertes Museum dazu gibt, das Nobelmuseum. Nur der Friedensnobelpreis wird in Oslo, Norwegen, vergeben.

Es ist eine interessante Geschichte: Nobel ist der Erfinder und Produzent von Dynamit, einem Sprengstoff, der große Sprengkraft hat, aber selber relativ unempfindlich ist (im Vergleich zu den Sprengstoffen vorher). Als sein Bruder Ludvig stirbt, wird in einer französischen Zeitung ein Nachruf auf Nobel verfasst, fälschlicherweise auf Alfred Nobel, wird er dort mit dem Namen „Kaufmann des Todes" tituliert. Ob es dieses Ereignis war (seinen eigenen Nachruf zu lesen), ein schlechtes Gewissen oder die Freundschaft mit Bertha von Suttner – Nobel beschließt, einen Preis zu stiften. Zehn Jahre nach seinem Tod erhält sie selbst den Friedensnobelpreis.

Im Testament von dem Industriellen (und Produzenten von Dynamit) Alfred Nobel 1895 wurde verfügt:

„Mit meinem verbleibenden realisierbaren Vermögen soll auf folgende Weise verfahren werden: das Kapital, das von den Nachlassverwaltern in sichere Wertpapiere realisiert wurde, soll einen Fonds bilden, dessen Zinsen jährlich als Preis an diejenigen ausgeteilt werden sollen, die im vergangenen Jahr der Menschheit den größten Nutzen erbracht haben. Die Zinsen werden in fünf gleiche Teile aufgeteilt: ein Teil an denjenigen, der auf dem Gebiet der Physik die bedeutendste Entdeckung oder Erfindung gemacht hat; ein Teil an denjenigen, der die wichtigste chemische Entdeckung oder Verbesserung gemacht hat; ein Teil an denjenigen, der die wichtigste Entdeckung in der Domäne der Physiologie oder Medizin gemacht hat; ein Teil an denjenigen, der in der Literatur das Herausragendste in idealistischer Richtung produziert hat; und ein Teil an denjenigen, der am meisten oder am besten auf die Verbrüderung der Völker und die Abschaffung oder Verminderung stehender Heere sowie das Abhalten oder die Förderung von Friedenskongressen hingewirkt hat." (Nobel 1895)

Merke: Abb. 2.1 würde man vielleicht gar nicht mit Forschung in Verbindung bringen: Zwei Frauen, die sich unterhalten. Aber tatsächlich wird auch die Bedeutung von Kontakt, Sprache, Austausch und Körpersprache auf das Wohlbefinden beforscht.

Abb. 2.1 Wie wichtig Kommunikation und Verbindung ist, auch dies wird mittlerweile beforscht

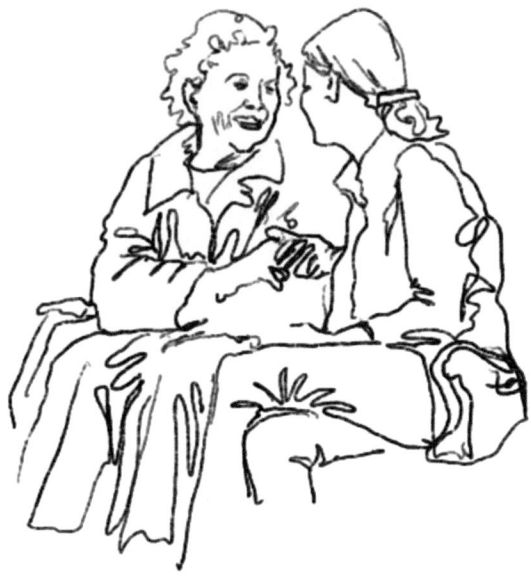

Literatur

Cybulska B, Klosiewich-Latoszek L (2019) Landmark strudies in coronary heart disease epidemiology. The Framingham Heart Study after 70 years and the Seven Countries Study after 60 years. Kardiol Pol. 2019;77(2):173–180. https://doi.org/10.5603/KP.a2019.0017

Delius, JAM, Düzel, S, Gerstorf, D & Lindenberger U (2015) Berlin Aging Studies (BASE and BASE-II). In N. A. Pachana (Ed.), Encyclopedia of geropsychology [Online version]. Springer. https://doi.org/10.1007/978-981-287-080-3_44-1

Dörr S, Joachim R, Chatzitomaris A, Lobmann R (2023) Risikofaktoren für Outcome und Mortalität bei hospitalisierten geriatrischen Patienten mit SARS-CoV-2-Infektion. Daten aus einem Maximalversorger im Zeitraum der zweiten Coronawelle 2020/2021 in Deutschland. Z Gerontol Geriatr. 2023 Feb 7;56(2):118–124. [Article in German] https://doi.org/10.1007/s00391-023-02161-8

Drake C, Roehrs T, Shambroom J, Roth Th (2013) Caffeine effects on sleep taken 0, 3, or 6 hours before going to bed. Clin Sleep Med 2013 Nov 15;9(11):1195–200. https://doi.org/10.5664/jcsm.3170

Fee E, Brown Th (2006) Michael S. Gottlieb and the Identification of Aids. Am J Public Health. 2006 Jun; 96(6):982–983. https://doi.org/10.2105/AJPH.2006.088435

Feehan J, Mack A, Tuck C, Tschohngue J, Holt D, Sievert W, Moore G, de Courten B & Hodge A (2023) Time-Restricted Fasting Improves Liver Steatosis in Non-Alcoholic Fatty Liver Disease-A Single Blindet Corosssover Trial. Nutrients 2023 Nov 22;15(23):4870. https://doi.org/10.3390/nu15234870

Filz S (2008) „Instant" aging. Selbsterfahrung des Alterns. Dissertation. Würzburg

Fischer P, Abendschein R, Berberich M, Grundgeiger T, Meybohm ST, Happel O (2024) Improved recall of handover information in a simulated emergency – a randomised controlled Trial. Resuscitation plus 18(2024):100612. https://doi.org/10.1016/j.resplu.2024.100612

Framinghamstudie: www.framinghamheartstudy.org (Zugriff 5.5.25)

Fu V, Lagarde S, Favoccia C, Heisterkamp, van Oers A et al. (2024) Intraoperative Music to Promote Patient Outcome (IMPROMPTU): A Double-Blind Randomized Controlled Trial. J. Surg Res. 2024 Apr:296:291–301. https://:https://doi.org/10.1016/j.jss.2024.01.006. Epub 2024 Feb 1

Häske D, Dorau W, Eppler F, Heinemann N, Metzger F, Schempf B (2024) Prevalence of prehospital pain and pain assessment difference between patients and paramedics: a prospective cross-sectional observational study. Sci Rep. 2024 Mar 7;14:5613. https://doi.org/10.1038/s41598-024-56072-8

Hitchcock ST (2005) Rita Levi-Montalcini. Nobel Prize Winner, Philadelphia

Horst E (1975) Friedrich der Staufer. Die Biographie. Ullstein

Institut für Qualität und Wirtschaftlichkeit im Gesundheitswesen (IQWiG) www.iqwig.de/sonstiges/glossar.html. Zugegriffen: 2. März 25

Jadidi A, Irannejad B, Salehi M & Safarabadi M (2023) Effect of stachys lavandulifolia on occupational stress in emergency medical technicians. Explore NY 2023 Nov-Dec;19(6):803–805.

Keller E F (1995) Barbara McClintock, die Entdeckerin der springenden Gene, Basel

Kerner, Ch (Hrsg., 1990, 2001) Nicht nur Madame Curie..., Frauen, die den Nobelpreis bekamen, Weinheim Basel

Lexikon der Psychochogie (o. D.) Waisenkinderversuche. Lexikon der Psychologie, Spektrum. https://www.spektrum.de/lexikon/psychologie/waisenkinderversuche/16645. Zugegriffen: 8. Oct. 24

Liu Z, Luo L, Dai H, Zhang B, Ma L, Xiang T (2024). An important issue of burnout among prehospital emergency medical personnel in Chengdu: a cross-sectional study. BMC Emerg Med. 2024 Apr 23;24:69. https://doi.org/10.1186/s12873-024-00984-1

Mäkinen M, Jaakonsalo E, Saarivainio R, Koskiniemi J & Renholm M (2024). The effects of mindfulness training for emergency department and intermediate care unit nurses. Applied Nursing Research Volume 76, April 2024, 151770. https://doi.org/10.1016/j.apnr.2024.151770

Max-Planck-Gesellschaft: Berliner Altersstudie: www.base-berlin.mpg.de. Zugegriffen: 9. Mai. 25

Murray A, Raskind M, Peskind E, Chow B, Harris C, Davis-Karim A, Holmes H, Hart K, et al (2018) Trial of Prazosin for Post-Traumatic Stress Disorder in Military Veterans. N Engl J Med 2018;378:507–517 https://doi.org/10.1056/NEJMoa1507598

Nobel A (1895) Testament. Orginaltext und deutsche Übersetzung nach Wikipedia (http://de.wikipedia.org/wiki/Friedensnobelpreis#cite_note-2. Zugegriffen: 2. Mai. 25

Nuha K, Rusmil K, Ganiem A, Permadi W & Herawati D (2023) Single-Blind Randomized Controlled Trial: Comparative Efficacy of Dark Chocolate, Coconut Water, and Ibuprofen in Managing Primary Dysmenorrhea. Int J Environ Res Public Health 2023 Aug 21;20(16):6619. https://doi.org/10.3390/ijerph20166619

Roth K, Baier N, Felgner S, Busse R, Henschke C (2022) Association between safety culture and risk of Burnout: a survey of non-medical rescue workers. Gesundheitswesen 84(3):199–207. https://doi.org/10.1055/a-1276-0817

Sitter K, Braunstein M, Wrönle M (2024) Beweggründe von Patienten, die sich selbständig in der Notaufnahme vorstellen – eine prospektive monozentrische Beobachtungsstudie. Med Klin Intensivmed Notfmed 2024 · 119:546–557. https://doi.org/10.1007/s00063-024-01106-2

Snowdon D (2003) Healthy aging and dementia: findings from the Nun Study. Ann Intern Med. 2003 Sep 2;139(5 Pt 2):450–4. https://doi.org/10.7326/0003-4819-139-5_part_2-200309021-00014

Strohmeier R (1998) Lexikon der Naturwissenschaftlerinnen und naturkundigen Frauen Europas, Thun

Tsao C, Vasan R (2015) Cohort Profile: The Framingham Heart Study (FSH): overview of milestones in cardiovascular epidemiology. Int J Epidemiol 2015 Dec;44(6):1800–13. https://doi.org/10.1093/ije/dyv337

Weigl M, Händl T, Weher M, Schneider A (2021) Beobachtungsstudie ärztlicher und pflegerischer Aktivitäten in der Notaufnahme. Med Klin Intensivmed Notfmed 116:229–237. https://doi.org/10.1007/s00063-020-00657-4

Weinstock M, Pallaci M, Aluisio A, Cooper B, Gottlieb D, Grock A, Frye A, Love H, Orman R, Riddel J Effect of Interpolated Questions on Podcast Knowledge Acquisition and Retention: A Double-Blind, Multicenter, Randomized Controlled Trial. Ann Emerg Med. 2020 Sep;76(3):353–361. https://doi.org/10.1016/j.annemergmed.2020.01.021. Epub 2020 Apr 18

Windsor LL (2002) Women in Medicine. An Encyclopedia, Santa Barbara, Kalifornien

Witt P (1956) Der Netzbau der Spinne als Test zur Prüfung zentralnervös angreifender Substanzen. In. Arzneim-Forsch 6, 628–635, Editio Cantor: Aulendorf i.Württ

Xu J, Zhang M, Li Y & Gu S (2024) Implementation of early essential neonaltal care for newborns delivered by cesarean section in Jiaxing: a single-center prospetive randomized controlled trial. Int Breastfeed J. 2024 May 3; 19:31. https://doi.org/10.1186/s13006-024-00635-y

Zillgen H (26.6.2022) Yoga in der Schule – eine nicht-randomisierte kontrollierte explorative Studie. Dissertation. Berlin

3. Wissenschaft in Alltagssprache – mit Fragen zum Selbst-Check

Zusammenfassung

Im Zentrum dieses Kapitels steht ein Glossar mit den wichtigsten Begriffen aus der Forschung, insbesondere der klinischen Forschung. Die Beschreibungen sind in Alltagssprache und erleichtern dadurch das Verständnis. Im Anschluss gibt es Single-Choice-Fragen, um das Verständnis der Begriffe zu vertiefen.

3.1 Die 100 wichtigsten Begriffe der Wissenschaft in Alltagssprache

Begriff	Beschreibung
1. Abstract	Kurze und prägnante Zusammenfassung einer wissenschaftlichen Arbeit, kommt in der Regel am Anfang. Das Abstract enthält alle relevanten Informationen, Hintergrund oder Einleitung, Ziele, Methoden, Ergebnisse, Schlussfolgerungen und Schlüsselwörter. Wenn also ein Artikel im Volltext in einer Datenbank kostenpflichtig ist, dann sollte man erstmal versuchen, an das Abstract heranzukommen.
2. Angewandte Forschung	Hat die Entwicklung von Diagnostik oder Behandlung zum Ziel. Sie baut oft auf Grundlagenforschung auf.
3. Aufnahmekriterien	Siehe unter Einschlusskriterien. Kriterien für die Auswahl der Teilnehmer:innen einer bestimmten Studie. Die Probanden müssen diese Kriterien erfüllen, um an der Studie teilnehmen zu können. Für eine Studie müssen immer klar definierte Ein- und Ausschlusskriterien vorliegen.
4. Ausschlusskriterien	Kriterien, die einen Probanden von einer Studie ausschließen. Für eine Studie müssen immer klar definierte Ein- und Ausschlusskriterien vorliegen.

(Fortsetzung)

(Fortsetzung)

Begriff	Beschreibung
5. Bachelorarbeit	Eine wissenschaftliche Arbeit, die Studierende am Ende ihres Bachelorstudiums verfassen. Sie soll unter Beweis stellen, dass die Studierenden in der Lage sind, eigenständig zu forschen und selber eine wissenschaftliche Arbeit schreiben zu können.
6. Baseline	Werte, Befunde etc. zu Beginn der Studie, vor der Intervention bei Interventionsstudien.
7. Behandlungsgruppe	Die Gruppe von Personen/Probanden, die mit dem Prüfpräparat/der Intervention behandelt wird. Wird auch als Interventionsgruppe oder Behandlungsarm bezeichnet.
8. Bench to Bedside	Da früher die Grundlagenforschung und die angewandte Forschung eher separat gearbeitet haben, gibt es seit den 1990er Jahren Bestrebungen für eine engere Zusammenarbeit zwischen Grundlagenforschern und Vertretern der angewandten oder klinischen Forschung. Bench heißt Laborbank, Bedside heißt Bettkante.
9. Beobachtungsstudie	Eine Studie ohne Interventionen, in der eine Gruppe von Probanden beobachtet wird. Beispiel: Die Probanden haben dieselbe Krankheit oder sind einer bestimmten Substanz ausgesetzt.
10. Bias	Bias heißt wörtlich übersetzt „Verzerrung". Beim Bias – und es gibt verschiedene Arten von Bias – handelt es sich um systematische Fehler, die zu einer Abweichung der Ergebnisse führen. Beispiele sind der Confirmation Bias oder der Publication Bias.
11. Confirmation Bias	Ein systematischer Fehler, der dadurch entsteht, dass Menschen (auch Forscher) eher Informationen suchen und aufnehmen, die ihren Erwartungen entsprechen und ihre Annahmen und Überzeugungen bestätigen („to confirm"). Als Beispiel: Ein Forscher stützt sich eher auf Daten, die seine Annahme belegen.
12. Cross-over-Studie	Studie mit mindestens zwei Gruppen. Nach einem definierten Zeitraum werden die Gruppen getauscht. Beispiel: Eine klinische Studie mit zwei Gruppen A und B. Nach einer definierten Behandlungsdauer werden die Zuordnungen getauscht. Beispiel 1: Erst erhält Gruppe A die Intervention und Gruppe B ist die Kontrollgruppe (z. B. durch Placebotherapie, Standardtherapie, Wartegruppe), dann wird nach einer gewissen Zeit getauscht und Gruppe A ist die Kontrollgruppe und Gruppe B erhält die Intervention. Ein anderes Beispiel: Erst erhält Gruppe A Therapie 1 und Gruppe B Therapie 2. Nach einer definierten Behandlungsdauer erhält dann Gruppe A Therapie 2 und Gruppe B Therapie 1. Der erste Behandlungsabschnitt wird dann als Studienphase 1 bezeichnet, zwei Behandlungsabschnitt nach dem Tausch der Gruppen wird als Studienphase 2 bezeichnet. Liegt eine Wartezeit dazwischen, um die Behandlungseffekte der ersten Therapie „auszuwaschen", spricht man von einer „wash-out"-Phase. Cross-over-Studien können auch mehrere Gruppen enthalten und mehrfach wechseln. Darüber, ob sie verblindet sind oder nicht, macht dieser Begriff keine Aussage.

(Fortsetzung)

3.1 Die 100 wichtigsten Begriffe der Wissenschaft in Alltagssprache

(Fortsetzung)

Begriff	Beschreibung
13. Datensatz	Sammlung von Daten und Ergebnissen. Diese Daten werden in strukturierter Form organisiert, z. B. in einer Tabelle oder Datenbank, und dienen als Grundlage für Auswertungen. Sie stammen aus Messungen, Beobachtungen, Umfragen oder anderen Quellen.
14. Diagnostische Studie	Eine Studie, die darauf abzielt, Wirksamkeit, Genauigkeit und Zuverlässigkeit von diagnostischen Tests oder Verfahren zu bewerten.
15. Diagramm	Eine grafische Darstellung von Daten, Größenverhältnissen oder Zahlen, die häufig verwendet wird, um Zusammenhänge oder Muster „auf einen Blick" aufzuzeigen. Es gibt Balken-, Linien- oder Kreisdiagramme. Siehe auch Kreisdiagramm. Kreisdiagramme werden auch als Tortendiagramme bezeichnet, wenn die Anteile wie Tortenstücke aussehen. Kreisdiagramme eignen sich besonders, wenn man die Anteile vom Ganzen darstellen will, der Kreis entspricht dann 100 %. Ein Balkendiagramm hat üblicherweise waagerechte Balken, ein Säulendiagramm senkrechte Säulen. Balkendiagramme eignen sich, wenn man viele Werte darstellen will, berücksichtigt werden muss auch die Lesbarkeit der Beschriftung neben den Balken. Bei langen Namen bietet sich ebenfalls das Balkendiagramm an. Säulendiagramme werden gerne eingesetzt, um eine Entwicklung zu zeigen (z. B. mit Jahreszahlen). So gibt es z. B. viele Säulendiagramme, die z. B. die Häufigkeit von bestimmten Erkrankungen jeweils in den Säulenpaaren weiblich/männlich darstellen und dann über den Verlauf von Jahren oder Jahrzehnten zeigen. Gerade bei Säulen- und Balkendiagrammen ist es sehr wichtig, sich die Einteilungen der verschiedenen Säulen oder Balken (die sogenannte „Skalierung") genau anzuschauen, weil damit vermeintliche Tendenzen betont oder abgeschwächt werden können.
16. Diskussion	Die Diskussion ist ein wichtiger Teil einer wissenschaftlichen Arbeit. Hier werden die Forschungsergebnisse mit der Theorie und den bisherigen Ergebnissen aus der Literatur verglichen, eingeordnet und abgewogen. In der Diskussion werden die Schlüsselergebnisse noch einmal auf den Punkt gebracht. Es wird gefragt: Wem nützen die Ergebnisse? Was kann man daraus lernen? Ein weiterer wichtiger Teil der Diskussion, der keinesfalls fehlen darf, sind die Limitierungen oder Limitationen. Dabei handelt es sich um Grenzen oder Mängel, auf die man während der Arbeit stößt. Z. B. kann man feststellen, dass die Methode bestimmte Mängel hat. Limitationen sind Abweichungen zum vorherigen Plan. Sie sind nicht mit schlechter Vorbereitung zu verwechseln, beispielsweise einem schlecht gewählten Fragebogen oder einer zu kleinen Fallzahl.

(Fortsetzung)

(Fortsetzung)

Begriff	Beschreibung
17. Doppelblindstudie	Eine Studie, bei der weder die Studienteilnehmer noch die/der Prüfer:in und das Studienpersonal wissen, welcher Teilnehmer in welcher Gruppe ist. Wird auch als doppelblinde Studie oder doppelt maskierte Studie bezeichnet. Der Zweck der doppelten Verblindung ist, Bias zu vermeiden, denn Forscher können unbewusst und bewusst Einfluss auf Ergebnisse einer Studie nehmen ebenso wie die Probanden.
18. Dosisfindungsstudie	Eine Studie, die dazu dient, die optimale Dosis im Verhältnis von Wirksamkeit und Nebenwirkungen herauszufinden.
19. Einfachblindstudie	Eine Studie, bei der die Studienteilnehmer darüber im Unklaren gelassen werden, welcher Gruppe sie zugeordnet sind. Wird auch als einfache Verblindung bezeichnet.
20. Einschlusskriterien	Siehe Aufnahmekriterien.
21. Einwilligungserklärung	Meist schriftliches Einverständnis einer Person, an einer Studie teilzunehmen. Setzt Aufklärung über die Studie voraus. Die Person muss einwilligungsfähig sein (d. h. beispielsweise keine Kinder, Intensivpatienten …).
22. Eminenzbasierte Medizin, Eminence Based Medicine (EBM)	Eine medizinischen Praxis, die sich auf die Erfahrung und Autorität von Experten stützt, jedoch weniger auf systematische Forschungsergebnisse. Der Begriff kann kritisch verwendet werden, wenn sich ein Experte aufgrund seiner Rolle, Machtposition und Autorität über wissenschaftliche Erkenntnisse hinwegsetzt. Er kann aber auch neutral verwendet werden: Wenn es zu einem Thema keine Studien gibt, dann ist die Expertenmeinung „Gold wert". Berücksichtigt werden muss auch, welchen Wert jahrzehntelange Berufserfahrung hat: Wenn also ein älterer Chirurg seit Jahrzehnten eine Hernie offen operiert und nicht endoskopisch, dann kann es auch sein, dass er die endoskopische Methode befürwortet, aber selbst erfahrener ist in der klassischen Methode. In der Medizin sind Fallkonferenzen üblich, damit unterschiedliche Experten ihre Blickwinkel teilen.
23. Endpunkte, primäre	Die primären Endpunkte sind die wichtigsten Variablen, die in einer Studie gemessen werden und dienen dem Hauptzweck der Studie. Sie werden vor Beginn der Studie festgelegt.
24. Endpunkte, sekundäre	Die sekundären Endpunkte sind zusätzliche Variablen, die in der Studie untersucht werden. Sie sind aber nicht das Hauptziel. Gleichzeitig können sie helfen, ein vollständigeres Bild zu erhalten.
25. Entblindung	Bei einer einfach oder doppelt verblindeten Studie wird irgendwann offengelegt, welche Teilnehmer:innen in welcher Gruppe sind. Außerdem wird auch die Identität des verblindeten Präparats offengelegt.

(Fortsetzung)

3.1 Die 100 wichtigsten Begriffe der Wissenschaft in Alltagssprache

(Fortsetzung)

Begriff	Beschreibung
26. Ethikkommission, unabhängige	Die Ethikkommission ist ein unabhängiges Gremium, das für die ethische Durchführung von Forschungsvorhaben verantwortlich ist. Sie hat die Aufgabe, den Prüfplan der Studie und die dazu gehörigen Unterlagen daraufhin zu überprüfen, ob sie nach ethischen und rechtlichen Gesichtspunkten vertretbar sind. Ethikkommissionen müssen in Deutschland registriert sein. Ihre Aufgabe ist der Schutz der Teilnehmer:innen, Bewertung des Nutzen-Risiko-Verhältnisses, die Einwilligung nach der Aufklärung u. Ä.
27. Evaluation	Systematische Bewertung eines Projekts, eines Programms, Prozesses oder einer Methode. So kann z. B. die Qualität der Lehre an einer Hochschule von den Studierenden evaluiert werden. Sie geben eine Rückmeldung zu Verständlichkeit, didaktischer Kompetenz, Fachkompetenz, Unterrichtsmaterialien etc.
28. Evidenz, externe	Aktueller Stand der klinischen Forschung. Dafür werden Studien nicht nur gesammelt, gesichtet und verglichen, sondern auch die Qualität, d. h. der Evidenzgrad aller identifizierten Studien bewertet.
29. Evidenz, interne	Individuelle klinische Erfahrung eines einzelnen Behandlers/einer Behandlerin: z. B. Expertenforschung, qualitativ hochwertige Fallberichte. Hier fließt das Expertenwissen ein, wird jedoch mit den Erkenntnissen aus wissenschaftlichen Studien verbunden.
30. Evidenzbasiert	Evidenzbasiert meint zunächst in etwa „beweisgestützt". Man unterscheidet externe Evidenz und interne Evidenz.
31. Evidenzbasierte Medizin, Evidence Based Medicine (EBM)	Eine medizinische Praxis, die sich auf die bestmögliche Evidenz stützt, um Entscheidungen zu treffen. Die renommierte Cochrane Stiftung definiert evidenzbasierte Medizin: „EbM ist der gewissenhafte, ausdrückliche und vernünftige Gebrauch der gegenwärtig besten externen, wissenschaftlichen Evidenz für Entscheidungen in der medizinischen Versorgung individueller Patienten." Mittlerweile gibt es jedoch auch Modelle, die die externe Evidenz mit interner Evidenz kombinieren und auch den Patient/die Patientin berücksichtigen. Die drei Säulen dieses Modells der evidenzbasierten Medizin sind die externe Evidenz (Erkenntnisse aus Studien), interne Evidenz (individuelle klinische Erfahrung) und aber auch die Werte und Wünsche der Patient:innen.
32. Evidenzgrad	Es werden verschiedene Evidenzgrade unterschieden, die einen unterschiedlichen Wert haben. Es gibt international unterschiedliche Skalen und Unterteilungen, ein einheitlicher Standard existiert nicht. Generell kann man sagen, dass Studien, die anfällig für Bias sind, keine Aussagen über Wirksamkeit oder Unbedenklichkeit machen. Einen hohen Evidenzgrad haben randomisiert kontrollierte Studien.

(Fortsetzung)

(Fortsetzung)

Begriff	Beschreibung
33. Experiment	Bei einem Experiment handelt es sich um eine gezielte methodische Untersuchung, einen Versuch, bei dem die Rahmenbedingungen festgelegt werden. Manche Variablen können dabei verändert werden und dadurch der Einfluss auf andere Variablen getestet. Beispiele können Laborversuche, aber auch psychologische Experimente sein, bei denen das Verhalten der Probanden untersucht wird. Bekannte psychologische Experimente sind das Milgram-Experiment, das Stanford-Prison-Experiment, das Little-Albert-Experiment, das Still-Face-Experiment.
34. Fallzahl	Die Fallzahl beschreibt, wie viele Einheiten in einer Studie oder Analyse untersucht werden, also z. B. Patienten in eine Studie aufgenommen werden. Studien mit Probanden oder Patienten sind teuer. Deswegen versucht man, nur die für eine statistische Auswertung vermutlich erforderliche Fallzahl einzuschließen, aber auch nicht weniger, weil sonst eventuell die Frage der Studie nicht beantwortet werden kann. Hat eine Studie eine zu geringe Fallzahl, nennt man sie „unterpowert".
35. Falsifizierbarkeit	Eine wissenschaftliche Hypothese kann verifiziert (belegt) oder falsiziert (widerlegt) werden. Deshalb müssen wissenschaftliche Hypothesen auch so formuliert werden, dass sie auch falsifiziert werden können, z. B. „Schwäne sind weiß". Eine einzige Widerlegung reicht aus, um eine Hypothese oder Theorie zu falsifizieren. Die Aussage „Alle Schwäne sind weiß" kann durch einen einzigen schwarzen Schwan falsifiziert werden. Wen dies interessiert: Karl Popper hat umfangreich dazu veröffentlicht. Für eine Bachelorarbeit ist dies insofern interessant, dass man sehr vorsichtig sein muss mit Hypothesen und Schlussfolgerungen, die man untersucht: Sind diese zu groß angelegt, dann können sie sehr viel leichter falsifiziert werden.
36. Forschung, empirische	In der empirischen Forschung werden – anders als bei einer Literaturrecherche – Daten erhoben durch Beobachtungen oder Messungen. Die Methode der Datensammlung stützt sich auf eigene Erfahrung (Empirie). Vielfach gibt es eine Hypothese. Die Messungen dienen dazu, durch die gesammelten Daten die Hypothese zu stützen oder zu widerlegen.
37. Forschung, epidemiologische	Die epidemiologische Forschung befasst sich mit der Häufigkeit und Verteilung von Gesundheitszuständen bzw. Krankheiten und deren Einflussfaktoren in einer Bevölkerungsgruppe. Die epidemiologische Forschung liefert wichtige Erkenntnisse für Public Health, Sozialmedizin, Prävention etc.
38. Forschung, klinische	Die klinische Forschung umfasst klinische Studien mit Menschen (im Gegensatz zur Grundlagenforschung z. B. im Labor) zur Prüfung von Medikamenten oder anderen Behandlungsformen am Patienten. Sie dient der Prüfung von Wirksamkeit und Sicherheit von diagnostischen Verfahren oder Therapieverfahren.

(Fortsetzung)

3.1 Die 100 wichtigsten Begriffe der Wissenschaft in Alltagssprache

(Fortsetzung)

Begriff	Beschreibung
39. Forschungsfrage	Die Forschungsfrage definiert den Zweck und Fokus einer wissenschaftlichen Untersuchung. Die Forschungsfrage ist besonders wichtig auch in der Bachelorarbeit, sie sollte klar, präzise, relevant, erforschbar, spezifisch und darf auch ein wenig originell sein. Eine Forschungsfrage kann offen gestellt sein („Warum steigen MFAs aus dem Beruf aus?") oder auf einen bestimmten Zusammenhang abzielen („Welcher Zusammenhang besteht zwischen schweren Unfällen von Rettungswagen und dem Alter der Fahrer?"), wohingegen eine Hypothese eine Annahme darstellt („Studierende der DHGS im berufsbegleitenden Studiengang Medizinpädagogik sind am Anfang eines Studiums gestresster als Studierende im 2. Semester").
40. Grundlagenforschung	Grundlagenforschung zielt nicht auf einen unmittelbaren Nutzen ab, sondern befasst sich mit der systematischen Untersuchung grundlegender Prinzipien. Sie bringt wissenschaftliche Erkenntnisse, die dann wieder als Grundlage für die Anwendung dienen – und damit für die angewandte Forschung.
41. Gruppe	Im wissenschaftlichen Sprachjargon meint man üblicherweise eine Gruppe von Probanden/Versuchspersonen, also z. B. diejenigen Studienteilnehmer, die in der Interventionsgruppe sind oder in der Kontrollgruppe. Alternativ wird auch vom „Arm" einer Studie gesprochen.
42. Hypothese	Eine Annahme, die in einer wissenschaftlichen Untersuchung überprüft werden soll. Diese Annahme ist zunächst unbewiesen. Beispielsweise können Hypothesen eine Aussage über die Beziehung von zwei Variablen haben („Tanzen von Parkinsonpatienten verringert die Muskelsteifigkeit").
43. Interessenskonflikt	(Scheinbare) Beeinträchtigung der Objektivität oder des professionellen Urteilsvermögens eines Wissenschaftlers oder einer wissenschaftlichen Organisation durch persönliche, finanzielle oder andere Interessen. Daher wird am Ende einer Publikation stets angegeben, ob Interessenkonflikte bestehen.
44. Interview	Das Interview ist eine Methode zur Datenerhebung. Hier werden Informationen durch Gespräche mit einer Person gesammelt. Diese Gespräche können strukturiert oder unstrukturiert sein. Es handelt sich dann um unterschiedliche Interviewformen.
45. Kausalität	Siehe auch Ursache. Kausalität ist der Zusammenhang zwischen zwei Variablen: Die Veränderung einer Variablen bewirkt die Veränderung der anderen Variablen.
46. Klasseneinteilung	Werte können in Klassen eingeteilt werden. Das Ziel ist, dass diese Werte übersichtlicher werden. Beispielsweise kann die Körpergröße von Probanden in Klassen, die jeweils 10 cm umfassen (160–170 cm), eingeteilt werden. Der Nachteil ist, dass die genauen Informationen zu einer einzelnen Person verloren gehen.

(Fortsetzung)

(Fortsetzung)

Begriff	Beschreibung
47. Klinische Forschung	Ein Bereich der Forschung, der sich mit der Untersuchung von Behandlungsstrategien, Therapien und Interventionen im klinischen Setting befasst. Klinische Forschung ist der Überbegriff zu klinischen Studien. Klinische Forschung dient der Prüfung von Wirksamkeit und Sicherheit von Diagnostik- oder Therapieverfahren.
48. Kohorte	Eine Kohorte ist eine Gruppe von Personen, die über einen bestimmten Zeitraum beobachtet wird. Sie teilen typischerweise ein gemeinsames Merkmal.
49. Kontrollgruppe	Auch Kontroll„arm" genannt. Die Kontrollgruppe in einer klinischen Studie erhält nicht das zu prüfende Präparat oder die zu prüfende Intervention, sondern gar keine Intervention, ein Placebo oder die bisherige Standardtherapie und dient so als Kontrolle, um die Unterschiede der beiden Gruppen zu vergleichen. Durch den Unterschied der am Ende erhobenen Werte beider Gruppen, die ansonsten in allen Merkmalen übereinstimmen, kann man analysieren, welcher Effekt tatsächlich durch die Intervention/das Präparat erzielt wird. Wenn die Placebotherapie selber Effekte hat, kann auch eine weitere Kontrolle dadurch erfolgen, dass eine Gruppe gar keine Intervention erhält (z. B. bei Schlafstörungen, wo Placebos einen erstaunlich hohen Effekt haben).
50. Korrelation	Eine statistische Beziehung oder Verbindung zwischen zwei Variablen/Vorgängen oder Sachverhalten. Das muss nicht bedeuten, dass eine Kausalität besteht.
51. Korrelation, negative	Beziehung zwischen zwei Variablen: Wenn der Wert einer Variable steigt, sinkt derjenige der anderen. „Je mehr … desto weniger."
52. Korrelation, positive	Beziehung zwischen zwei Variablen: Wenn der Wert einer Variable steigt, steigt auch derjenige der anderen. „Je mehr … desto mehr."
53. Kreisdiagramm	Üblicherweise Tortendiagramm, d. h. mit Anteilen, die an Tortenstücke erinnern. Die Fläche der Tortenstücke entspricht dem prozentualen Anteil der Merkmale an der Gruppe (z. B. Geschlecht). Die Summe der Merkmale soll 100 % ergeben. Das Tortendiagramm stellt Anteile an insgesamt 100 % sehr übersichtlich dar. Säulendiagramme hingegen stellen Merkmale besser dar, wenn die Summe nicht 100 % ergibt (z. B. Anteil Krebs an den Todesursachen in zwei Gruppen).

(Fortsetzung)

3.1 Die 100 wichtigsten Begriffe der Wissenschaft in Alltagssprache

(Fortsetzung)

Begriff	Beschreibung
54. Kritikfähigkeit	Die Fähigkeit, wissenschaftliche Arbeiten oder eigene Entscheidungen sachlich zu hinterfragen und zu bewerten. Diese Kritikfähigkeit ist besonders wichtig, da in der Wissenschaft viel reflektiert und diskutiert wird. So wird z. B. auch in der eigenen Bachelorarbeit in dem Abschnitt „Diskussion" auf die Limitierungen der eigenen Arbeit eingegangen („Ich habe über 3 Monate befragt, wenn ich über 3 Jahre befragt hätte, wäre etwas anderes herausgekommen." „Ich habe alle Azubis aus den Rettungsdienstschulen in Dortmund befragt, das Ergebnis ist damit nicht repräsentativ für alle Rettungsdienstschulen").
55. Längsschnittstudie, Longitudinalstudie	Eine über einen längeren Zeitraum durchgeführte Studie. Ein Beispiel kann sein, die kindliche Entwicklung über mehrere Jahre zu beobachten und den Gesundheitszustand zu überprüfen.
56. Literaturarbeit	Eine Literaturarbeit meint eine umfassende Analyse und Zusammenfassung bestehender Forschungsliteratur zu einem bestimmten Thema. Sie wird mit einer systematischen Literaturrecherche als Methode durchgeführt.
57. Literaturrecherche, systematische	Eine systematische Literaturrecherche ist eine gezielte und insbesondere strukturierte Suche nach wissenschaftlichen Publikationen, die zu einem bestimmten Forschungsthema relevant sind. Zunächst wird das Ziel der Recherche festgelegt. Dann werden Ein- und Ausschlusskriterien definiert und es werden Datenbanken und Suchmaschinen festgelegt. Aus der Forschungsfrage werden Suchbegriffe abgeleitet und mit diesen dann nach Literatur gesucht. Das Ziel der systematischen Literaturrecherche ist es, relevante Studien zu identifizieren und zu bewerten.
58. Meta-Analyse	Statistische Methode, um Ergebnisse mehrerer unabhängiger Studien, die sich mit selber Forschungsfrage beschäftigen, zu befassen, zusammenzufassen und zu analysieren. Durch die übergreifende Analyse erhält man höhere Fallzahlen als in den Einzelstudien. Durch diese höheren Fallzahlen können geringe Unterschiede statistisch signifikant werden, die zuvor nicht zu bewerten waren.
59. Methode, Methodik, Forschungsmethode	Die Methode einer wissenschaftlichen Arbeit oder einer Studie ist immens wichtig – auch in der Bachelorarbeit. Denn es macht einen großen Unterschied, ob man z. B. zu dem Thema „Anamnese" die Profis befragt, die Patienten oder die Angehörigen, ob man ein Experiment macht oder eine Übersichtsarbeit über Lehrbücher. Die Methode oder Forschungsmethode ist die Vorgehensweise oder Technik, die verwendet wird, um wissenschaftliche Fragestellungen zu beantworten. Dazu gehört neben der Wahl der Forschungsmethoden auch die Planung des Forschungsprozesses und die Art und Weise, wie Daten gesammelt, analysiert und interpretiert werden. Die Methode ist ein wichtiger Abschnitt in der Bachelorarbeit, der von besonderem Gewicht ist für die Qualität der Arbeit. Sie muss so genau beschrieben sein, dass ein anderer Forscher, auch wenn er sich nicht im Thema auskennt, die Untersuchung exakt gleich wiederholen könnte.

(Fortsetzung)

(Fortsetzung)

Begriff	Beschreibung
60. Monozentrisch	In einem einzelnen Zentrum (an einem Ort, man spricht dann auch von Studienzentrum) durchgeführte Studie.
61. Multizentrisch	In mehreren Zentren (an mehreren Orten, man spricht dann auch von mehreren Studienzentren) durchgeführte Studie. Die Organisation multizentrischer Studien ist sehr aufwendig. Vorteil ist die höhere erreichbare Fallzahl und die größere Unabhängigkeit von lokalen Besonderheiten (ein besonders qualifizierter Chirurg, besonders schlechte Stimmung am Arbeitsplatz usw.).
62. Nachvollziehbarkeit	Eine wissenschaftliche Untersuchung oder Studie ist nachvollziehbar, wenn alle Schritte oder Entscheidungen so dokumentiert sind, dass sie von anderen verstanden und überprüft werden können. Nachvollziehbarkeit ist in der Wissenschaft extrem wichtig und auch in Bachelorarbeiten von besonderer Bedeutung – die Gutachter können nur verstehen, was sie tatsächlich auf dem Papier oder im PDF *lesen*. Nicht aber, was Sie alles getan haben und was in Ihrem Kopf an Informationen steckt. Wenn also auf dem Papier eine Lücke in der Methode ist, ist der weitere Weg nicht mehr nachvollziehbar.
63. Nobelpreis	Der Nobelpreis wurde vom schwedischen Erfinder und Industriellen Alfred Nobel (1833–1896) gestiftet. Er wird seit 1901 jährlich vergeben in den Kategorien Physik, Chemie, Physiologie/Medizin, Literatur und Friedensbemühungen. Es ist eine prestigeträchtige Auszeichnung, die für herausragende Leistungen vergeben wird.

(Fortsetzung)

(Fortsetzung)

Begriff	Beschreibung
64. Objektivität	Gegenteil von Subjektivität. Objektive Ergebnisse sind unabhängig von Personen und können nicht von den Personen beeinflusst werden, die die Untersuchungen durchführen. Sie sind frei von persönlichen Vorurteilen, Emotionen, subjektiven Interpretationen oder kulturellen Einflüssen. Objektivität wird erleichtert durch bestimmte Standards, z. B. objektiv messbare Prüfparameter, durch Verblindung, Randomisierung etc. Das Ziel sind neutrale, unvoreingenommene Ergebnisse. Ein einfaches Beispiel sind Benotungen in der Schule oder im Studium: Die Lehrer:innen müssen so objektiv wie möglich benoten. Dies ist einfach bei einem Fragenkatalog beispielsweise mit Multiple- oder Single-Choice-Fragen. Bei einem Aufsatz wird dies jedoch sehr viel schwieriger. Dafür gibt es im Vorfeld festgelegte Kriterien, nach denen der Text analysiert und dann bewertet wird. Um mögliche Subjektivität im Zweifelsfall auszuschließen, werden – an der Hochschule – Arbeiten, gegen deren Note ein Widerspruch eingelegt wird, von einem weiteren Gutachter gegengelesen, der nach den gleichen Bewertungskriterien vorgeht. Ein anderes Beispiel: In einem wissenschaftlichen Journal (Zeitschrift) werden die Arbeiten anonymisiert eingereicht und dann von verschiedenen Prüfer:innen unabhängig voneinander gelesen (Reviewer) und beurteilt, ob der Text aufgenommen werden soll und wenn ja, welche Änderungen noch zu erfolgen haben. Man nennt dies „Peer-Review". In der Medizin ist ein Beispiel für eine objektive Befundung der Urinstatus im Labor. Auch früher war der Urin ein wichtiges Diagnosekriterium (Diabetes mellitus heißt „honigsüßes Fließen", da die Ärzte den Urin der Patienten gekostet (?) haben), die Einschätzung jedoch subjektiv.
65. Placebo	„Scheinmedikament", das in Aussehen und Geschmack dem Prüfpräparat ähnelt, jedoch keinen pharmakologischen Wirkstoff enthält. Das Prüfpräparat wird auch als Verum bezeichnet.
66. Plagiat	Das Plagiat meint den Raub geistigen Eigentums. Arbeit, Ideen, Worte oder Erkenntnisse einer anderen Person werden übernommen und als eigene ausgegeben, ohne dass auf die Quelle verwiesen wird. Üblicherweise laufen heute alle eingereichten Arbeiten an der Hochschule durch einen Plagiatsscanner, der ähnliche Textpassagen, die im Internet vorhanden sind, auflistet. So kann überprüft werden, ob abgeschrieben oder Text von anderen verwendet wurde. Neben Texten und Ideen gilt das Plagiatsverbot, also die Übernahme ohne Quellenangabe, auch für Bilder und Grafik. Auch wenn (ohne Absicht) durch Flüchtigkeit oder Ungenauigkeit Quellen nicht deutlich als solche gekennzeichnet sind oder unvollständig genannt sind, also nicht korrekt zitiert wird, gilt dies als Plagiat, also Vorsicht!
67. Primärforschung	Durch Experimente, Beobachtungen, Umfragen, Interviews oder andere Methoden werden neue, „primäre" (primus – lat. der Erste) Daten gesammelt. Primärforschung wird abgegrenzt von Sekundärforschung (secundus – lat. der Zweite).

(Fortsetzung)

(Fortsetzung)

Begriff	Beschreibung
68. Probanden	Der Begriff „Proband" kommt aus dem Lateinischen von dem Verb „probare". Dieses bedeutet so viel wie prüfen, untersuchen. Unser deutsches Wort „probieren" kommt daher. Im Hinblick auf Studien sind Probanden Personen, die an einer Studie oder einem Experiment teilnehmen. In der Medizin sind es oft Patienten oder auch gesunde Probanden. Die Teilnahme an Studien ist mittlerweile immer freiwillig und erfolgt erst nach einer Einwilligungserklärung.
69. Promotion, promovieren	„Promotion" bedeutet, eine Doktorarbeit zu schreiben und vor einem Gremium zu verteidigen, um damit einen Doktortitel zu erhalten. Promovieren kommt vom lateinischen „promovere", das so viel heißt wie „vorwärtsbewegen, vorrücken". Mit einer Promotion stellt ein:e Akademiker:in seine/ihre Fähigkeit unter Beweis, in einem noch umfangreicheren Sinne als bei einer Bachelor- oder Masterarbeit selbstständig wissenschaftlich arbeiten zu können. Die Doktorarbeit, auch Dissertation genannt, muss neue, bislang noch nicht vorliegende Ergebnisse, liefern. Normalerweise wird die Promotion an den Master angeschlossen, besonders qualifizierte Bachelor-Absolvent:innen können jedoch möglicherweise das Masterstudium überspringen. Man nennt dies Fast-Track-Promotion. Grundsätzlich ähneln Bachelor-, Master- und Doktorarbeiten sich im Aufbau, das Forschungsthema wird auf jeder Stufe komplexer.
70. Prüfer:in	Die Person, die für die Planung, Durchführung und Überwachung einer Studie verantwortlich ist.
71. Prüfparameter	Bei den Prüfparametern handelt es sich um spezifische Variablen oder Merkmale, die während einer Studie beobachtet oder gemessen werden, also z. B. den Blutdruck, das Körpergewicht, Werte aus dem Blutbild oder aber auch das Stressempfinden, das dann wieder anhand eines bestimmten Fragebogens gemessen wird. Diese Messungen dienen dazu, eine Hypothese zu testen. Diese Prüfparameter sind sehr wichtig: So macht es einen großen Unterschied, ob man beispielsweise bei einem naturheilkundlichen Präparat untersucht, ob es die Krankheit heilt, Symptome lindert oder die Lebensqualität verbessert.
72. Prüfplan	Der Prüfplan ist ein detailliertes Dokument, das in wissenschaftlicher Forschung verwendet wird. Es ist ein genauer Leitfaden, wie die Studie durchgeführt werden soll. Dies gewährleistet, dass die Forschung methodisch korrekt und auch ethisch vertretbar durchgeführt ist. Im Prüfprotokoll sind Informationen über das Studiendesign, die Ziele, die Ein- und Ausschlusskriterien, die Prüfparameter etc. enthalten.
73. Prüfprotokoll	Das Prüfprotokoll wird während der Studie durchgeführt. Es dokumentiert detailliert alle Aktivitäten, die gesammelten Daten, Beobachtungen, aber auch mögliche Probleme und Abweichungen vom Prüfplan.

(Fortsetzung)

3.1 Die 100 wichtigsten Begriffe der Wissenschaft in Alltagssprache

(Fortsetzung)

Begriff	Beschreibung
74. Qualitative Forschung	Die qualitative Forschung wird abgegrenzt von der quantitativen Forschung. Während die quantitative Forschung quantifizierbare, also zählbare Daten produziert, ist dies bei der qualitativen Forschung nicht der Fall. Hier werden nicht-numerische Daten gesammelt. Häufige Methode für qualitative Forschung sind Interviews mit Einzelpersonen, hier auch mit offenen Fragen. Eine andere Methode ist z. B. die Analyse von Texten oder Bildern.
75. Randomisierung	Die Studienteilnehmer (Probanden) werden nach dem Zufallsprinzip Gruppen zugeordnet. Das Ziel ist die Reduzierung von Bias (Fehlern) durch eine Gleichverteilung der bekannten, aber auch der unbekannten Faktoren der Studienteilnehmer.
76. Randomisiert kontrollierte Studie (RCT) Studie	Eine randomisiert kontrollierte Studie (randomized controlled trial, kurz RCT) gilt als der Goldstandard der klinischen Forschung. Sie ist gekennzeichnet durch Randomisierung, Kontrollgruppen und Verblindung, möglichst Doppelverblindung. Darüber hinaus wie in anderen Studien klare Ein- und Ausschlusskriterien und standardisierte Protokolle. Bitte beachten: Nicht immer ist es bei einer Intervention möglich, zu verblinden und z. B. mit Placebo zu kontrollieren.
77. Reliabilität	Zuverlässigkeit, Reliabilität (Eselsbrücke: reliable – zuverlässig, engl.) sagt aus, ob bei wiederholter Anwendung unter gleichen Bedingungen zuverlässig gleiche Ergebnisse gemessen werden – und zwar auch z. B. von unterschiedlichen Behandlern. Es handelt sich also häufig um die Zuverlässigkeit eines Messinstruments. Beispiel: Ein Blutdruckmessgerät misst kurz hintereinander den gleichen Blutdruckwert.
78. Reproduzierbarkeit	Reproduzierbarkeit bedeutet, dass Forschungsergebnisse durch die Wiederholung von dem gleichen Experiment oder der gleichen Studie unter ähnlichen Bedingungen genauso wie im ersten Durchlauf wieder erzielt werden können. Dafür ist Voraussetzung, dass Versuchsparameter und Untersuchungsbedingungen genaustens beschrieben werden.
79. Review, systematischer	Ein systematischer Review stellt eine Analyse und Zusammenfassung bereits bestehender Studien dar. Er gehört zur Sekundärforschung – es ist eine Forschung über Forschung. Im systematischen Review werden vorhandene Forschungsergebnisse zu einer besonderen Fragestellung umfassend zusammengefasst. Die Methode ist eine systematische Literaturrecherche. Er wird auch systematische Übersichtsarbeit oder systematische Literaturarbeit genannt. Wichtig ist, dass die Methode der Studiensuche und -auswahl im Vorherein definiert ist und ein- und ausgeschlossene Studien mit Begründung genannt werden.
80. Sekundärforschung	Sekundärforschung ist „Forschung über Forschung". Mehrere Studien zu einem Thema werden verglichen und ausgewertet. Es werden also bereits vorhandene Daten verwendet, anstelle eigene Daten (aus Primärforschung) zu erheben.

(Fortsetzung)

(Fortsetzung)

Begriff	Beschreibung
81. Skala	Eine Skala ist ein Messinstrument, um Daten zu erhalten. Diese Daten sind messbar. Beispiele sind eine Schmerzskala oder eine Skala zur Beurteilung der Lebensqualität. Verwendet wird beispielsweise eine VAS-Skala, eine visuelle Analog-Skala.
82. Skalenniveaus	Um Daten zu erfassen und zu vergleichen, werden Skalen eingesetzt. Diese haben unterschiedliche Merkmale: • Die Nominalskala misst Eigenschaften, die keine Reihenfolge abbilden, sich also nicht in „weniger" oder „mehr" in Reihe bringen lassen. Beispiele sind: weiblich – männlich, divers. Rot – grün – blau. Flöte – Geige – Klavier. MFA – ATA – OTA – Pflege – Rettung. • Die Ordinalskala misst Eigenschaften, die sich in eine „Ordnung" bringen lassen (Eselsbrücke), also in eine Reihenfolge, die sich mit „weniger" und „mehr" beschreiben lässt, „besser" und „schlechter". Ein typisches Beispiel ist ein Wettkampf, bei dem die ersten drei Plätze vergeben werden. Diese können aber ganz unterschiedliche Leistungen beinhalten und müssen auch nicht in gleichen Abständen sein. Immer bekommt der beste Sportler den ersten Platz und der zweitbeste den zweiten Platz, unabhängig davon, wie groß der Abstand ist. Auch Schulnoten sind in den meisten Fällen Ordinalskalen, die Abstände der einzelnen Noten untereinander müssen nicht gleich sein. • Die Intervallskala bildet eine Reihenfolge ab. Die Abstände sind definiert, z. B. 1 Grad Celsius. Die Abstände sind immer gleich. Dies ist ein wichtiger Unterschied zur Ordinalskala, dort sind sie nicht unbedingt gleich. Dennoch gibt es nicht – wie z. B. bei der Länge in cm – einen „natürlichen" Nullpunkt (auch als absoluter Nullpunkt bezeichnet). Bei welcher Temperatur 0 Grad ist, wurde definiert. Man hätte also den 0-Punkt auch bei einer anderen Temperatur setzen können. Ein anderes Beispiel ist ein IQ-Test. Wann hier die Skala beginnt zu zählen, ist willkürlich. Oder das Geburtsjahr. Auch die Zeitrechnung ist willkürlich gesetzt und nicht vorgegeben. • Die Verhältnisskala hat, wie die Intervallskala, gleich große Abstände, aber außerdem noch einen „natürlichen" Nullpunkt, der quasi gesetzt ist und nicht willkürlich. Beispiele sind z. B. die Länge einer Entfernung (von null an), die Geschwindigkeit (von null an). Ein weiteres gutes Beispiel sind die Punkte einer Klausur, die mit 0 anfangen.
83. Standardisierbarkeit	Standardisierbarkeit bedeutet die einheitliche Gestaltung nach festgelegten Kriterien. So hat ein Medikament beispielsweise einen standardisierten Gehalt an einem bestimmten Wirkstoff. Aber auch ein Fragebogen kann standardisiert sein. Die Standardisierbarkeit erleichtert die Reproduzierbarkeit, die Vergleichbarkeit und die Qualitätssicherung.
84. Standardtherapie	Die allgemein anerkannte Behandlung einer bestimmten Krankheit.
85. Statistik	Die Statistik ist ein Zweig der Mathematik, der sich mit der Sammlung, Zusammenfassung, Analyse und Darstellung von Ereignissen, die sich in Zahlen darstellen lassen, befasst. Ziel ist es, Muster zu erkennen.

(Fortsetzung)

3.1 Die 100 wichtigsten Begriffe der Wissenschaft in Alltagsprache

(Fortsetzung)

Begriff	Beschreibung
86. Studie, epidemiologische	Studie über menschliche Bevölkerungsgruppen. Oft geht es um einen Zusammenhang zwischen einer Erkrankung und einem bestimmten Einflussfaktor, z. B. dem Zusammenhang von Rauchen und Herzinfarkt. Vom Studiendesign her sind epidemiologische Studien häufig Beobachtungsstudien, also z. B. Kohortenstudien, Querschnittstudien oder Fall-Kontroll-Studien.
87. Studie, experimentelle	Eine experimentelle Studie ist ein anderer Begriff für eine Interventionsstudie.
88. Studie, interventionelle	Auch Interventionsstudie: Studie mit Menschen, bei der geprüft wird, ob eine Intervention sicher und wirksam ist. Der Begriff „Intervention" kommt vom Lateinischen „inter" (zwischen) und „venire" (kommen) und meint so viel wie Eingriff. Gemeint damit ist aber alles, was getan wird. Eine Intervention kann ein Medikament sein, eine physiotherapeutische Übung oder selbst eine sprachliche Intervention („Das wird Ihnen guttun" oder: „Sie können die OP auch lassen. Das ist Ihre Entscheidung"). In interventionellen Studien wird der Effekt einer Intervention gemessen. So gibt es auch mittlerweile zahlreiche Studien, die Einflüsse auf die Lebensqualität untersuchen.
89. Studie, klinische	Eine wissenschaftliche Untersuchung, die an freiwilligen Probanden durchgeführt wird, um die Wirksamkeit und Sicherheit von medizinischen Behandlungen oder anderen Interventionen zu testen. Sie wird abgegrenzt von der Grundlagenforschung oder auch den Beobachtungsstudien. Der Begriff „klinisch" will vor allem ausdrücken, dass hier bereits mit Menschen geforscht wird. Über das Studiendesign wird noch keine Aussage gemacht.
90. Studie, kontrollierte, interventionelle	Eine klinische Studie, bei der eine Interventionsgruppe mit einer Kontrollgruppe verglichen wird, um die Auswirkungen einer Behandlung zu überprüfen. Die Kontrollgruppe erhält dabei keine Behandlung, eine Scheinbehandlung oder eine andere Behandlung.
91. Studiendesign	Das Studiendesign beschreibt die Grundstruktur einer Studie, die Studienziele, Endpunkte, Stichprobengröße, Angaben zur Randomisierung, Verblindung und Kontrolle. Das Studiendesign ist Teil des Prüfplans.
92. Systematik	Eine Systematik ist eine methodische und ordentliche Vorgehensweise, ein Vorgehen „mit System", das dabei hilft, einem Plan konsequent folgend, strukturiert vorzugehen. Systematik dient auch der Nachvollziehbarkeit.
93. Therapiestudie	Eine Studie mit bereits erkrankten Probanden, in der Behandlungsformen geprüft werden – z. B. neue Medikamente, Kombinationen von Medikamenten und Therapiemaßnahmen.
94. Tortendiagramm	Siehe Kreisdiagramm.
95. Unerwünschte Arzneimittelwirkung	(UAW) Schädliche, unbeabsichtigte Reaktion, die bei bestimmungsgemäßem Gebrauch eines Arzneimittels auftritt.

(Fortsetzung)

(Fortsetzung)

Begriff	Beschreibung
96. Ursache	Eine Ursache ist ein Faktor oder eine Bedingung, die eine Veränderung oder ein Ereignis bewirken kann. Etwas, was etwas anderes begründet. In der Medizin werden häufig Ursachen von Krankheiten oder Symptomen untersucht. Achtung: Hier muss man in der Wissenschaft extrem aufpassen. Bloß weil ein statistischer Zusammenhang zwischen zwei Variablen oder Größen besteht, muss dies noch lange nicht ein kausaler Zusammenhang sein (causa, lat.: Ursache), also dass die eine Variable die Ursache der anderen ist. Eine Korrelation ist noch keine Kausalität.
97. Validität	Gültigkeit. Die Validität sagt aus, ob ein Messinstrument/Test/Umfrage tatsächlich misst, was gemessen werden soll und was es zu messen beabsichtigt. Ein Beispiel: Eine medizinische Prüfungsfrage misst tatsächlich das medizinische Wissen und nicht die Intelligenz oder das Sprachverständnis der Aufgabe.
98. Variable	Der Begriff „Variable" kommt aus dem Lateinischen von dem Verb „variare". Dies bedeutet „verändern". Eine Variation in der Musik ist eine Veränderung des eigentlichen Themas. Für die Wissenschaft kann man sich hier merken: Die Variable ist eine Größe/eine Eigenschaft/ein Merkmal, das gemessen wird. Eine Variable kann das Alter, das Geschlecht oder eine Behandlungsart sein. Man unterscheidet abhängige und unabhängige Variablen. Die unabhängigen Variablen werden vom Forscher verändert, man beobachtet, wie sich dies auf die abhängige Variable auswirkt. Die abhängigen Variablen werden gemessen. Ihre Veränderung wird durch die unabhängigen Variablen bewirkt. Beispiel: Studenten, die an Zeitmanagementtraining teilnehmen, zeigen danach höhere Studienleistung als Studenten, die nicht teilnehmen. Unabhängige Variable: Zeitmanagementtraining. Abhängige Variable: Studienleistung.
99. Verifizierbarkeit	Wissenschaftliche Behauptungen können (durch Studien, die nachvollziehbar sind) überprüft und bestätigt werden.
100. Verum	Das Verum („wahr") wird als Prüfpräparat vom Placebopräparat abgegrenzt. Es ist das Präparat mit dem tatsächlichen Wirkstoff.

3.2 100 Single-Choice Fragen zur Forschung

1. *Was enthält ein Abstract NICHT?*
   A) Methoden
   B) Schlussfolgerungen
   C) Literaturverzeichnis
   D) Ergebnisse
2. *Was beschreibt Aufnahmekriterien in Studien?*
   A) Kriterien für den Studienabbruch

B) Voraussetzungen zur Studienteilnahme
C) Zufällige Auswahl von Probanden
D) Maßnahmen zur Ergebnissicherung
3. *Was versteht man unter Ausschlusskriterien?*
   A) Studienergebnisse
   B) Voraussetzungen für die Teilnahme
   C) Gründe, warum jemand nicht teilnehmen darf
   D) Auswahlverfahren für Forscher
4. *Was ist die Hauptaufgabe einer Bachelorarbeit?*
   A) Praktische Umsetzung eines Projekts
   B) Gruppenarbeit organisieren
   C) Eigenständige wissenschaftliche Forschung
   D) Forschungsergebnisse veröffentlichen
5. *Was beschreibt „Baseline" in einer Studie?*
   A) Durchschnittsalter der Probanden
   B) Werte vor Studienbeginn
   C) Endergebnisse
   D) Placeboeffekt
6. *Was ist die Behandlungsgruppe in einer Studie?*
   A) Gruppe ohne Intervention
   B) Kontrollgruppe
   C) Gruppe der Forscher
   D) Gruppe mit therapeutischer Intervention
7. *Was bedeutet „Bench to Bedside"?*
   A) Patientenbetreuung durch Pflegepersonal
   B) Transfer von Laborergebnissen in die Klinik
   C) Analyse von Medikamenten
   D) Forschung am Krankenbett
8. *Was ist eine Beobachtungsstudie?*
   A) Experimentelle Studie
   B) Ohne Intervention, nur Beobachtung
   C) Dosisfindung
   D) Tierstudie
9. *Was bedeutet Bias in der Forschung?*
   A) Systematische Verzerrung der Ergebnisse
   B) Eine Methode der Datensammlung
   C) Objektive Fehlertoleranz
   D) Statistisches Verfahren
10. *Was kennzeichnet eine Cross-over-Studie?*
    A) Beobachtungsstudie

B) Gruppenwechsel nach Studienphase
C) Einfache Verblindung
D) Nicht-repräsentative Stichprobe
11. *Was ist ein Datensatz?*
    A) Ungeordnete Zahlenfolge
    B) Gruppe von Forschern
    C) Organisierte Sammlung von Daten
    D) Diagnoseschlüssel
12. *Was ist das Ziel einer Diagnosestudie?*
    A) Therapie testen
    B) Dosis optimieren
    C) Diagnostische Verfahren bewerten
    D) Ethik prüfen
13. *Was ist ein Vorteil eines Diagramms?*
    A) Schneller Überblick
    B) Keine Interpretation nötig
    C) Weniger Daten nötig
    D) Immer objektiv
14. *Was ist Inhalt der Diskussion einer Arbeit?*
    A) Danksagung
    B) Quellenangaben
    C) Interpretation der Ergebnisse
    D) Abstract
15. *Was ist eine Doppelblindstudie?*
    A) Nur Forscher wissen die Gruppenzuteilung
    B) Weder Teilnehmer noch Forscher kennen Gruppenzugehörigkeit
    C) Teilnehmer kennen ihre Gruppe
    D) Keine Verblindung
16. *Was ist das Ziel einer Dosisfindungsstudie?*
    A) Studienergebnisse publizieren
    B) Nebenwirkungen dokumentieren
    C) Optimale Wirkstoffdosis finden
    D) Studie abbrechen
17. *Was kennzeichnet eine Einfachblindstudie?*
    A) Beide Gruppen kennen Behandlung
    B) Nur eine Seite kennt die Gruppenzuordnung
    C) Studie ohne Auswertung
    D) Probanden führen Selbstversuche durch
18. *Was sind Einschlusskriterien?*
    A) Grund für Studienabbruch

B) Anforderungen zur Teilnahme
C) Zufällige Auswahl
D) Beobachtungsfehler
19. *Was ist eine Einwilligungserklärung?*
A) Vertrag zur Vergütung
B) Erlaubnis zur Veröffentlichung
C) Zustimmung zur Studienteilnahme
D) Datenspeicherung
20. *Was ist eminenzbasierte Medizin?*
A) Stützt sich ausschließlich auf Studien
B) Stützt sich auf Expertenmeinung
C) Ist illegal
D) Widerspricht evidenzbasierter Medizin grundsätzlich
21. *Was sind primäre Endpunkte in Studien?*
A) Zufällige Beobachtungen
B) Nebenziele
C) Hauptzielgrößen der Studie
D) Statistische Werkzeuge
22. *Was sind sekundäre Endpunkte?*
A) Hauptzielgrößen
B) Ausschlusskriterien
C) Zusätzliche Messgrößen
D) Unnötige Ergebnisse
23. *Was bedeutet Entblindung?*
A) Auflösung der Verblindung
B) Ende der statistischen Auswertung
C) Beginn einer Studie
D) Fehlerkorrektur
24. *Was prüft die Ethikkommission?*
A) Studienfinanzierung
B) Studienmethodik
C) Literaturverzeichnis
D) Ethische Vertretbarkeit der Studie
25. *Was ist externe Evidenz?*
A) Eigene Erfahrungen
B) Expertenmeinung
C) Ergebnisse aus Studien
D) Beobachtungen aus dem Alltag
26. *Was ist interne Evidenz?*
A) Systematische Forschung

B) Erfahrungsbasierte Erkenntnisse
C) Tierstudien
D) Allgemeingültige Theorien

27. *Was ist evidenzbasierte Medizin (EBM)?*
    A) Eine „beweisgestützte" Medizin
    B) Therapie nach Bauchgefühl
    C) Expertenmeinung
    D) Zufallsergebnisse

28. *Was ist ein Experiment?*
    A) Ungeplante Beobachtung
    B) Versuch mit kontrollierten Bedingungen
    C) Interview
    D) Literaturübersicht

29. *Was bedeutet Falsifizierbarkeit?*
    A) Theorie kann bestätigt werden
    B) Theorie kann widerlegt werden
    C) Theorie ist unantastbar
    D) Theorie wurde bewiesen

30. *Was ist empirische Forschung?*
    A) Theorieentwicklung ohne Daten
    B) Literaturrecherche
    C) Forschung basierend auf Datenerhebung
    D) Meinungsanalyse

31. *Was untersucht die epidemiologische Forschung?*
    A) Therapieerfolge
    B) Molekularprozesse
    C) Krankheitsverteilung in Populationen
    D) Studienplanung

32. *Was untersucht die klinische Forschung?*
    A) Molekularbiologie
    B) Behandlungsmethoden beim Menschen
    C) Tierstudien
    D) Statistik

33. *Was ist eine gute Forschungsfrage?*
    A) Vage und offen
    B) Kreativ, aber nicht prüfbar
    C) Klar, präzise, erforschbar
    D) Allgemein und weit gefasst

34. *Was ist eine Gruppe in der Forschung?*
    A) Forscherteam

B) Studienleitung
C) Probandengruppe
D) Studierendengruppe
35. *Was ist eine Hypothese?*
    A) Beweis
    B) Theorie
    C) Gesetzmäßigkeit
    D) Zu testende Annahme
36. *Was beschreibt ein Interessenkonflikt?*
    A) Mangel an Motivation
    B) Unterschiedliche Studienziele
    C) Beeinträchtigung der Objektivität durch persönliche Interessen
    D) Datenverlust
37. *Was ist ein Interview in der Forschung?*
    A) Rollenspiel
    B) Gespräch zur Datenerhebung
    C) Vortrag
    D) Umfragebogen
38. *Was bedeutet Kausalität?*
    A) Zufälliger Zusammenhang
    B) Gleichzeitiges Auftreten
    C) Ursache-Wirkung-Beziehung
    D) Korrelation
39. *Was ist der Zweck einer Klasseneinteilung?*
    A) Detailinformationen gewinnen
    B) Werte übersichtlicher machen
    C) Bias reduzieren
    D) Studienumfang begrenzen
40. *Was ist eine Kohorte in Studien?*
    A) Einzelner Proband
    B) Stichprobe ohne Ziel
    C) Gruppe mit gemeinsamen Merkmalen
    D) Kontrollgruppe
41. *Was ist das Ziel evidenzbasierter Entscheidungen?*
    A) Traditionen fortführen
    B) Autoritäten folgen
    C) Forschung vermeiden
    D) Bestmöglich wissenschaftlich fundiert handeln
42. *Was beschreibt die Kontrollgruppe in einer klinischen Studie am besten?*
    A) Sie erhält nicht die Intervention, sondern z. B. Placebo oder die Standardtherapie oder gar keine Therapie und dient dem Vergleich

B) Sie erhält immer die beste bekannte Therapie
C) Sie wird nicht in die Analyse einbezogen
D) Sie besteht aus freiwilligen Ärzten

43. *Was ist eine Korrelation?*
    A) Eine Ursache für eine Erkrankung
    B) Eine messbare Variable
    C) Eine Beziehung zwischen zwei Variablen
    D) Ein randomisiertes Studiendesign

44. *Was bedeutet eine negative Korrelation?*
    A) Beide Variablen steigen an
    B) Beide Variablen sinken
    C) Wenn eine Variable steigt, sinkt die andere
    D) Es besteht keine Verbindung

45. *Was ist typisch für eine positive Korrelation?*
    A) Wenn A sinkt, steigt B
    B) Wenn A steigt, sinkt B
    C) Wenn A steigt, steigt B
    D) A hat keinen Einfluss auf B

46. *Wozu dient ein Kreisdiagramm besonders gut?*
    A) Darstellung zeitlicher Abläufe
    B) Darstellung prozentualer Verteilungen
    C) Darstellung von Messfehlern
    D) Darstellung von Korrelationen

47. *Warum ist Kritikfähigkeit in der Wissenschaft wichtig?*
    A) Um sachlich reflektieren und bewerten zu können
    B) Um andere Arbeiten schlechtzumachen
    C) Um möglichst wenig zu hinterfragen
    D) Um Autoritäten nicht zu widersprechen

48. *Was ist eine Längsschnittstudie?*
    A) Eine einmalige Momentaufnahme
    B) Eine Studie mit rein qualitativen Methoden
    C) Eine über einen längeren Zeitraum durchgeführte Studie
    D) Eine retrospektive Analyse

49. *Was ist eine Literaturarbeit?*
    A) Ein Interview mit Experten
    B) Eine Sammlung neuer Patientendaten
    C) Eine Analyse bestehender Literatur
    D) Ein Experiment im Labor

50. *Was kennzeichnet eine systematische Literaturrecherche?*
    A) Zufällige Auswahl von Studien

B) Interviews mit Forschern
C) Strukturierte, zielgerichtete Suche
D) Nur Google-Suche

51. *Was ist eine Meta-Analyse?*
    A) Eine subjektive Einzelfallanalyse
    B) Ein statistisches Verfahren, um die Ergebnisse verschiedener Studien mit der gleichen Fragestellung quantitativ zusammenzufassen und zu bewerten
    C) Eine Form der qualitativen Analyse
    D) Eine medizinische Therapieform

52. *Was beschreibt der Begriff „Methodik"?*
    A) Die persönlichen Eindrücke der Forschenden
    B) Die Literaturauswahl
    C) Die Vorgehensweise bei der Datenerhebung und -analyse
    D) Das Ziel der Forschung

53. *Was bedeutet Nachvollziehbarkeit in der Wissenschaft?*
    A) Der persönliche Eindruck des Autors
    B) Beliebigkeit der Methode
    C) Intuition der Forschenden
    D) Vollständige Dokumentation der Methode und Ergebnisse zur Überprüfbarkeit

54. *Was bedeutet Objektivität?*
    A) Beeinflussung durch persönliche Meinung
    B) Unabhängigkeit von subjektiven Einflüssen
    C) Subjektive Interpretation der Daten
    D) Emotionale Darstellung

55. *Was ist ein Placebo?*
    A) Ein starkes Schmerzmittel
    B) Ein Medikament
    C) Ein Scheinmedikament ohne pharmakologischen Wirkstoff
    D) Eine Notfalltherapie

56. *Was ist ein Plagiat?*
    A) Die Aneignung fremder Ideen ohne Quellenangabe
    B) Die faire Übernahme von Ideen
    C) Ein besonders guter Text
    D) Eine Zusammenfassung einer Quelle

57. *Was gehört zur Primärforschung?*
    A) Zusammenfassung bestehender Studien
    B) Erhebung neuer Daten

C) Nur die Analyse von Büchern
D) Bewertung von Reviews

58. *Was ist das Ziel einer Randomisierung in einer klinischen Studie?*
    A) Alle Probanden erhalten dieselbe Therapie
    B) Die Studie wird schneller durchgeführt
    C) Die Effekte der Therapie werden verstärkt
    D) Eine zufällige Zuteilung zur Vermeidung von Verzerrung

59. *Welche Aussage beschreibt eine positive Korrelation korrekt?*
    A) Je mehr Schlaf, desto weniger Konzentration
    B) Je höher der Blutdruck, desto weniger Risiko
    C) Je mehr Sport, desto besser die Fitness
    D) Je gesünder das Essen, desto höher das Gewicht

60. *Was ist der Unterschied zwischen Primär- und Sekundärforschung?*
    A) Primärforschung nutzt nur Internetquellen
    B) Sekundärforschung erhebt neue Daten
    C) Primärforschung wertet nur Bücher aus
    D) Primärforschung erhebt eigene Daten, Sekundärforschung nutzt vorhandene

61. *Was misst die Validität eines Tests am Beispiel einer Klausur?*
    A) Die Klausur wird zuverlässig ausgegeben
    B) Die Klausur behandelt den vorher geübten Lernstoff
    C) Die Klausur ist schnell durchführbar
    D) Die Klausur ist für alle Teilnehmer:innen zu bestehen

62. *Was ist ein systematischer Review?*
    A) Eine Meinungsäußerung in Fachkreisen
    B) Eine Sammlung persönlicher Erfahrungsberichte
    C) Eine strukturierte Zusammenfassung und Bewertung mehrerer Studien
    D) Eine mündliche Befragung in einer Klinik

63. *Welcher Begriff steht für die Zuverlässigkeit eines Messverfahrens?*
    A) Reliabilität
    B) Objektivität
    C) Validität
    D) Randomisierung

64. *Wozu dient ein Prüfplan in einer klinischen Studie?*
    A) Zur Bewerbung der Studie
    B) Zur Berechnung der Studienkosten
    C) Als strukturierter Ablaufplan der Studie
    D) Zur Auswahl der Interviewpartner

65. *Woran erkennt man eine qualitative Studie?*
    A) Sie verwendet nur Zahlen

B) Sie untersucht die Häufigkeit von Krankheiten
C) Sie verwendet Interviews und offene Fragen
D) Sie hat immer über 100 Teilnehmer
66. *Was ist ein Proband in einer medizinischen Studie?*
A) Der Studienleiter
B) Eine zufällige Beobachtung
C) Eine Person, die an der Studie teilnimmt
D) Das Medikament, das getestet wird
67. *Was bedeutet Objektivität in der Forschung?*
A) Ergebnisse sind unabhängig von Personen
B) Die Studie wird ohne Computer durchgeführt
C) Die Studienteilnehmer dürfen anonym bleiben
D) Der Forscher darf keine Hypothese haben
68. *Was ist mit „Skala" im medizinischen Kontext gemeint?*
A) Ein Bewertungsmaßstab zur Messung von Symptomen, Merkmalen oder Größen
B) Eine Gewichtseinheit
C) Eine Form der Literaturarbeit
D) Eine chemische Messung im Labor
69. *Was bedeutet eine negative Korrelation?*
A) Je mehr A, desto mehr B
B) A und B sind nicht messbar
C) Je mehr A, desto weniger B
D) A und B steigen gleichzeitig
70. *Was wird unter einem systematischen Vorgehen verstanden?*
A) Spontanes Handeln
B) Emotionales Vorgehen
C) Planvolles, strukturiertes Handeln
D) Nur persönliche Einschätzung
71. *Was beschreibt ein Studiendesign?*
A) Die optische Gestaltung eines Berichts
B) Den methodischen Aufbau einer Studie
C) Die Finanzierung der Studie
D) Den Ort der Veröffentlichung
72. *Was ist ein Plagiat?*
A) Die Wiederholung einer Studie
B) Die Veröffentlichung unter Pseudonym
C) Die Ablehnung eines Abstracts
D) Die Verwendung fremder Inhalte ohne Quellenangabe

73. *Was ist ein Prüfparameter?*
    A) Eine elektronische Messmethode
    B) Ein Wert, der in einer Studie gemessen wird
    C) Die Einwilligung der Probanden
    D) Ein anderer Name für einen Forscher
74. *Wie ist der Aufbau einer wissenschaftlichen Arbeit?*
    A) Diskussion – Einleitung – Methode – Ergebnisse – Fazit und Ausblick
    B) Einleitung – Diskussion – Methode – Ergebnisse – Fazit und Ausblick
    C) Einleitung – Theorie – Methode – Ergebnisse – Diskussion – Fazit und Ausblick
    D) Einleitung – Theorie – Ergebnisse – Methode – Diskussion – Fazit und Ausblick
75. *Welche Studienart sammelt Daten, ohne dabei einzugreifen?*
    A) Experimentelle Studie
    B) Querschnittstudie
    C) Beobachtungsstudie
    D) Meta-Analyse
76. *Welche Studienart untersucht eine Gruppe von Personen zu einem bestimmten Zeitpunkt, um Informationen über eine bestimmte Population zu erhalten?*
    A) Längsschnittstudie
    B) Kohortenstudie
    C) Querschnittstudie
    D) Fallstudie
77. *Welche Studienart betrachtet eine Gruppe von Personen über einen längeren Zeitraum hinweg und untersucht die Entwicklung von Merkmalen oder Verhaltensweisen?*
    A) Längsschnittstudie
    B) Experimentelle Studie
    C) Randomisierte kontrollierte Studie
    D) Beobachtungsstudie
78. *Welche Studienart konzentriert sich auf eine Person, ein Ereignis, ein Phänomen?*
    A) Kohortenstudie
    B) Fallstudie
    C) Meta-Analyse
    D) Querschnittstudie
79. *Wie wird die Fallstudie auf Englisch genannt?*
    A) Case Report
    B) Case Study

C) Single Case
D) Single Study

80. Welche Studienart beinhaltet das gezielte Eingreifen in die Bedingungen oder Variablen, um den Einfluss auf das Ergebnis zu untersuchen?
    A) Beobachtungsstudie
    B) Experimentelle Studie
    C) Querschnittstudie
    D) Längsschnittstudie

81. Welche Art von Studie fokussiert sich nicht auf die Therapie, sondern die Diagnosestellung von Krankheiten?
    A) Interventionsstudie
    B) Diagnostische Studie
    C) Präventionsstudie
    D) Screening-Studie

82. Wie nennt man Studien, bei denen die Teilnehmer in zwei oder mehr Gruppen aufgeteilt werden, wobei die Gruppen verschiedene Interventionen erhalten?
    A) Monozenterstudie
    B) Multizenterstudie
    C) Parallelgruppenstudie
    D) Cross-over-Studie

83. Wie nennt man Studien, die systematisch vergangene Daten oder Ereignisse erfassen und analysieren?
    A) Prospektive Studie
    B) Retrospektive Studie
    C) Open Label Studie
    D) Präventionsstudie

84. Wie nennt man Studien, die den Effekt einer bestimmten Intervention oder Behandlung untersuchen?
    A) Diagnostische Studie
    B) Interventionsstudie
    C) Screening-Studie
    D) Cross-over-Studie

85. Wie nennt man Studien, bei denen die Teilnehmer nach dem Zufallsprinzip entweder der Interventionsgruppe oder der Kontrollgruppe zugewiesen werden?
    A) Monozenterstudie
    B) Multizenterstudie
    C) Parallelgruppenstudie
    D) Randomisierte kontrollierte Studien

86. Bei welcher Art von Studien werden sowohl die Probanden wie auch die Prüfärzt:innen über die zugewiesene Behandlung informiert?
    A) Open-Label-Studien
    B) Cross-over-Studien
    C) Multizenterstudien
    D) Prospektive Studien
87. Wie nennt man Studien, die an mehreren Standorten gleichzeitig durchgeführt werden?
    A) Monozenterstudien
    B) Multizenterstudien
    C) Parallelgruppenstudien
    D) Retrospektive Studien
88. Bei welcher Art von Studien werden die Studienarme im Laufe der Studie getauscht?
    A) Cross-over-Studien
    B) Monozenterstudien
    C) Multizenterstudien
    D) Parallelgruppenstudien
89. Was sind „Aufnahmekriterien" in einer klinischen Studie?
    A) Kriterien, die bestimmen, wer an der Studie teilnehmen darf
    B) Kriterien, die bestimmen, wer aus der Studie ausgeschlossen wird
    C) Kriterien für den Vergleich mit einem Placebo
    D) Kriterien für die Auswahl des Monitorings
90. Was bezeichnet den Ausgangspunkt oder den Referenzwert, von dem aus Veränderungen gemessen werden?
    A) Good Clinical Practice
    B) Monitor
    C) Standard Operating Procedure
    D) Baseline
91. Was ist ein „Placebo" in einer klinischen Studie?
    A) Ein Medikament ohne pharmakologische Wirkstoffe
    B) Das Hauptmedikament, das getestet wird
    C) Ein Medikament mit besonders starken Nebenwirkungen
    D) Ein Medikament mit besonders guten Wirkungen
92. Was bedeutet „Standard Operating Procedure" (SOP)?
    A) Eine Richtlinie für ethisches Verhalten in klinischen Studien
    B) Eine Methode zur Datenerhebung in klinischen Studien
    C) Eine spezielle Art der medizinischen Behandlung
    D) Ein standardisiertes Verfahrensprotokoll

93. Was sind „Endpunkte" in einer klinischen Studie?
   A) Die Anfangspunkte der Messungen
   B) Die Punkte, an denen unerwünschte Ereignisse auftreten können
   C) Die Ergebnisse, die gemessen werden
   D) Die Zeitpunkte für das Monitoring
94. Welcher Begriff beschreibt detaillierte Anweisungen für bestimmte Abläufe oder Prozesse in einer klinischen Studie?
   A) Baseline
   B) Standard Operating Procedure
   C) Good Clinical Practice
   D) Monitor
95. Wie bezeichnet man den Geldgeber oder Initiator einer klinischen Studie?
   A) Sponsor
   B) Vergleichspräparat
   C) Placebo
   D) Auftragsforschungsinstitut
96. Welcher Begriff beschreibt die international anerkannten ethischen und wissenschaftlichen Regeln für die Durchführung von klinischen Studien?
   A) Endpunkte
   B) Good Clinical Practice
   C) Monitor
   D) Standard Operating Procedure
97. Was sind spezifische Kriterien, die Personen von der Teilnahme an einer klinischen Studie ausschließen können?
   A) Ausschlusskriterien
   B) Prüfbogen
   C) Unerwünschtes Ereignis
   D) Baseline
98. Welche Art von Daten wird vor Beginn einer klinischen Studie gesammelt, um als Referenzpunkt für spätere Vergleiche zu dienen?
   A) Endpunkte
   B) Baseline
   C) Sponsor
   D) Vergleichspräparat
99. Was ist die Hauptaufgabe einer unabhängigen Ethikkommission (UEK) in Bezug auf klinische Studien?
   A) Die Auswahl der Teilnehmer für die Studie
   B) Die Überwachung des Monitorings während der Studie
   C) Die Entscheidung darüber, ob eine Studie ethisch vertretbar ist
   D) Die Analyse und Interpretation der Studienergebnisse

100. *Warum ist eine Doppelverblindung in Studien wichtig?*
   A) Damit die Probanden keine unerwünschten Nebenwirkungen bekommen
   B) Um ein möglichst hohes Maß an Objektivität zu gewährleisten
   C) Damit die Forscher die Ergebnisse nicht fälschen
   D) Damit die Probanden wissen, welche Behandlung sie erhalten

Antworten
1C, 2B, 3C, 4C, 5B, 6D, 7B, 8B, 9A, 10B, 11C, 12C, 13A, 14C, 15B, 16C, 17B, 18B, 19C, 20B, 21C, 22C, 23A, 24D, 25C, 26B, 27A, 28B, 29B, 30C, 31C, 32B, 33C, 34C, 35D, 36C, 37B, 38C, 39B, 40C, 41D, 42A, 43C, 44C, 45C, 46B, 47A, 48C, 49C, 50C, 51B, 52C, 53D, 54B, 55C, 56A, 57B, 58D, 59C, 60D, 61B, 62C, 63A, 64C, 65C, 66C, 67A, 68A, 69C, 70C, 71B, 72D, 73B, 74C, 75C, 76C, 77A, 78B, 79B, 80B, 81B, 82C, 83B, 84B, 85D, 86A, 87B, 88A, 89A, 90D, 91A, 92D, 93C, 94B, 95A, 96B, 97A, 98B, 99C, 100B.

Merke: Das Vokabular der Sprache, es ist unerlässlich für den interprofessionellen Austausch, ob nun am Krankenbett, so wie auf der Abb. 3.1, in der Fallkonferenz oder auch mal in der Auseinandersetzung mit wissenschaftlicher Literatur oder einem Kongress. Diese Sprache ist die Eintrittskarte, um Wissenschaft verstehen – und selber weiterentwickeln zu können.

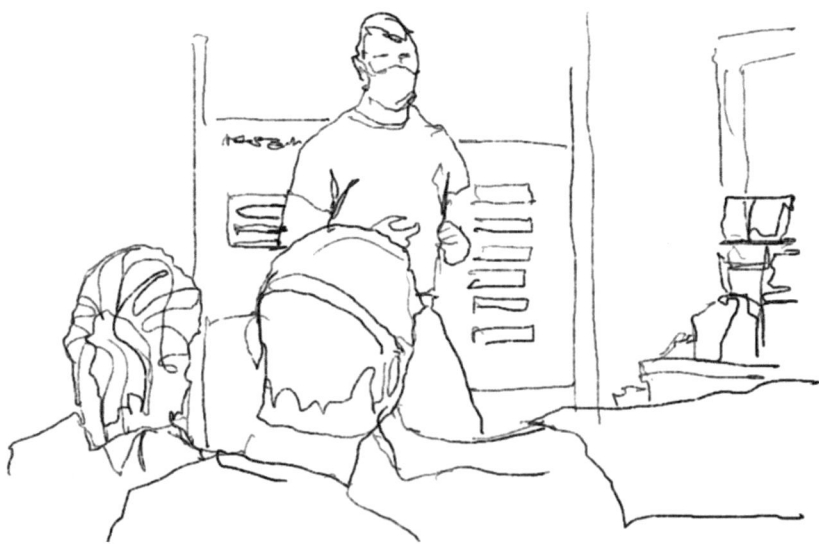

Abb. 3.1 Forschung findet auch am Krankenbett statt

Literatur[1]

Als Quelle genutzt wurden zudem folgende Websites:

www.duden.de: Der Duden ist immer gut, um Begriffe zu klären, bzw. die gängigen Definitionen zu erfahren. Zugegriffen 1. März 2025

www.bfarm.de/EN/BfArM/Tasks/German-Clinical-Trials-Register/FAQ-Glossary/_node.html: Das BfArM ist das Bundesinstitut für Arzneimittel und Medizinprodukte. Als eine der Aufgaben führt das das Deutsche Register Klinischer Studien (DRKS), einem von der WHO anerkannten Primärregister für Studien, in dem sich mittlerweile über 18.000 Studien befinden. Zugegriffen 1. März 2025

www.scribbr.de: ein sehr empfehlenswertes Unternehmen, das Studierenden zum Abschluss verhilft. Die webseite bietet zahlreiche hilfreiche Tipps. Zugegriffen 1/5.14..3.25

www.clinicaltrials.gov: eine Seite von PubMed, der National Library of Medicine, um klinische Studien zu suchen. Zugegriffen 12. März 2025

www.nih.gov/health-information/nih-clinical-research-trials-you/glossary-common-terms: eine Seite der National Institutes of Health, des US Department of Health & Human Services, die eine knappe Zusammenfassung bietet der wichtigsten Begriffe. Zugegriffen 2. März 2025

www.mrctcenter.org/glossary: eine Glossar des MRC-Center of Brigham and Womens's Hospital and Harvard. MRC steht hier für Mulit-Regional Clinical Trials. Es handelt sich um ein Glossar, bei dem auf englisch sehr kurz und bündig in einem Register von A-7 häufige englische Begriffe auf englisch erklärt werden. Zugegriffen 2. März 2025

https://www.cochrane.de/ueber-uns/evidenzbasierte-medizin: Cochrane ist ein internationales Forschungsnetzwerk, das systematische Übersichtsarbeiten produziert und die Evidenz von Studien prüft. Die sind eine wichtige Grundlage für die evidenzbasierte Medizin. Zugegriffen 2. März 2025

https://www.iqwig.de/sonstiges/glossar/evidenzgrade.html. Das unabhängige Institut für Qualität und Wirtschaftlichkeit im Gesundheitswesen (IQWiG) untersucht den Nutzen und den Schaden von medizinischen Maßnahmen für Patientinnen und Patienten. Zugegriffen 2. März 2025

---

[1] Das Vokabelheft und die Fragen wurden teilweise von Studierenden mit vorbereitet oder erstellt im Rahmen von Praktika an der DHGS, zu nennen sind hier insbesondere Nina Klier, Emma Graf, Finja Maschmann und Patrick Bouvier. Bei den Fragen wurde chatGPT als Anregung verwendet.

Teil II
Sabine Salome Fesel: Die häufigsten Fragen zum wissenschaftlichen Arbeiten

4 Wie wird Wissenschaft verständlich? – Die häufigsten Fragen zum wissenschaftlichen Arbeiten

Zusammenfassung

Im Zentrum dieses Kapitels steht die Frage „Wie wird Wissenschaft verständlich?". Dieses Kapitel bietet somit eine Einführung in das wissenschaftliche Arbeiten. In diesem Kapitel bildet eine Sammlung von Fragen von Studierenden Hilfestellung für neue Studierende. Zunächst werden Fragen zur Themenwahl praxisnah beantwortet. Im Anschluss werden häufige Fragen zur Literaturrecherche und zur Datenbanknutzung beantwortet. Es wird außerdem beantwortet, wie Quellen und Studien kritisch bewertet werden können und wie Studien anhand von Gütekriterien und dem Peer-Review-Prozess bewertet werden. Abschließend werden Fragen zum effizienten Lesen beantwortet. Dafür wird eine Lesetechnik vorgestellt, mit deren Hilfe wissenschaftliche Texte effizienter gelesen und verstanden werden können. Diese Sammlung bietet damit Antworten auf wichtige Fragen zum wissenschaftlichen Arbeiten und einen kompakten und verständlichen Einstieg in diese Thematik.

Wissenschaftliches Arbeiten kann spannend sein und Spaß machen. Immerhin gibt es unzählige Wissenschaftler und Wissenschaftlerinnen, die sich jeden Tag mit wissenschaftlichen Themen auseinandersetzen. Durch das wissenschaftliche Arbeiten erhält man neue Erkenntnisse, bringt etwas in Beziehung, was so vorher noch nicht betrachtet wurde oder erkundet die Gründe für alltägliche Probleme auf eine systematische Weise.

Viele Studierende, die aus den Gesundheitsberufen kommen und wissenschaftlich arbeiten, greifen diese Alltagsprobleme auf und vertiefen sich in die Problematik, formulieren ein Ziel für die eigene Forschung und ergründen neue Zusammenhänge. Sie lernen selbst viel aus der theoretischen Perspektive dazu und sind dann sogar in der Lage, Empfehlungen auszusprechen, um ein Ziel zu erreichen oder ein Problem zu beheben. Für Studierende ist es somit nicht nur für das Schreiben einer Abschlussarbeit, sondern auch für die tägliche Praxis wichtig, die notwendigen Kompetenzen für das wissenschaftliche Arbeiten zu erlernen und zu verinnerlichen.

Texte, die sachlich, genau und logisch strukturiert sind und einen roten Faden haben, werden besser verstanden. Aussagen, die begründet werden, sind nachvollziehbar und Begriffe, die konsistent verwendet werden, reduzieren Missverständnisse. Das Schnelllesen oder Querlesen von wissenschaftlichen Texten zu erlernen kann für das wissenschaftliche Arbeiten sehr nützlich sein und das Verinnerlichen des Regelwerks zum Verfassen von Studien- oder Abschlussarbeiten hilft, Unerfahrenheit zu kompensieren. Bevor eine eigene wissenschaftliche Ausarbeitung verfasst wird, müssen die einzelnen relevanten Aspekte zum wissenschaftlichen Arbeiten also zunächst erlernt werden. Neben der Wahl eines Themas zählt dazu z. B. auch die Suche nach relevanter Literatur.

In diesem Abschnitt werden die Grundlagen des Verstehens und Lesens von wissenschaftlichen Studien erläutert. Dazu wird unter anderem erklärt, wie die Themenwahl einfacher gestaltet werden kann, wo wissenschaftliche Literatur zu finden ist, was die Besonderheit des Peer-Review-Verfahrens ist und was mit „Zitationsstil" gemeint ist.

4.1 Themenwahl: Wie findet man ein Thema und wie setzt man thematische Schwerpunkte?

Das Schreiben einer wissenschaftlichen Ausarbeitung ist ein wichtiger Bestandteil des Studiums. Neben der fachlichen Expertise erhält der Student/die Studentin einen akademischen Titel nach erfolgreichem Abschluss des Studiums. Die wissenschaftlichen Grundlagen zu verstehen und das wissenschaftliche Arbeiten zu erlernen sind in den Qualifikationszielen des Studiengangs formuliert und ein wichtiger Teil des Studiums. Das wissenschaftliche Schreiben zählt ebenfalls zu den Qualifikationszielen und ist eine wichtige Kompetenz, die im Laufe des Studiums erlernt werden muss. Diese Kompetenzen zu erlernen kann für manche Studierende aber mitunter kräftezehrend sein (Dittmann et al. 2003), weil das wissenschaftliche Arbeiten für viele Studierende eine völlig neue Aufgabe ist, mit der die wenigsten bereits Berührungspunkte hatten.

Um den Prozess zu vereinfachen ist es hilfreich, sich an Stufenplänen und Empfehlungen von erfahrenen Wissenschaftler:innen zu orientieren. Für das Verfassen eines wissenschaftlichen Textes gibt es z. B. Handlungsempfehlungen, die abgearbeitet werden können, um den Schreibprozess zu vereinfachen:

Handlungsempfehlung für das Verfassen eines Textes:

- Wählen Sie ein relevantes Thema.
- Formulieren Sie eine Fragestellung.
- Suchen Sie nach relevanter Literatur.
- Selektieren Sie die gefundene Literatur nach inhaltlichen Gesichtspunkten.
- Lesen Sie die Literatur und fassen Sie diese ggf. zusammen.
- Manchmal kann es nach der Sichtung der Literatur notwendig sein, das Thema oder die Fragestellung anzupassen.
- Beginnen Sie mit der Verschriftlichung der wissenschaftlichen Ausarbeitung (z. B. Studienarbeit).

Für die Themenwahl können zunächst Themen aus dem Fachgebiet näher betrachtet werden. Vielleicht ist ein Thema dabei, dass mit weiteren Gesichtspunkten oder einem anderen Schwerpunkt passend ist. Falls diese Suche erfolglos bleibt, kann das eigene Interessengebiet dabei hilfreich sein, ein Thema zu finden. Für die Entscheidungsfindung bei der Themenwahl kann also sowohl auf bekannte Probleme als auch auf persönliche Interessengebiete zurückgegriffen werden.

▶ Im Idealfall wählen Sie ein Thema, zu dem Sie einen persönlichen Bezug haben, oder das Interesse, sich näher mit diesem Thema auseinanderzusetzen.

Ein Thema zu wählen, das einen persönlich interessiert, ist hilfreich, weil die Motivation größer ist, sich mit diesem Thema auseinanderzusetzen und erleichtert die damit verbundene Arbeit. Es kommt immer wieder vor, dass Studierende ein Herzensthema mitbringen, das sie gerne in Studienarbeit aufgreifen und vertiefen möchten. Anderseits gibt es aber auch Studierende, die offen sind bei der Themenwahl und es bevorzugen würden, wenn ihnen ein Thema vorgegeben würde. Für diese Studierenden kann die Wahl eines Themas sehr herausfordernd und zeitintensiv sein. Sich überhaupt auf ein Thema einzulassen, eine Wahl zu treffen und sich dann näher mit einem Thema zu befassen oder dieses Thema aus einer wissenschaftlichen Sichtweise zu betrachten, braucht Zeit. Wer sich nicht direkt auf ein Thema festlegen kann oder will, sollte sich noch einmal mit den Inhalten des Moduls vertraut machen und Ideen sammeln. Eine weitere Möglichkeit ist es, Kommilitoninnen und Kommilitonen zu fragen oder den/die Dozentin um Unterstützung bei der Themenwahl zu bitten. Sie können ihr eigenes Vorgehen bei der Themenwahl skizzieren und damit Ideen liefern, um ein eigenes Thema zu wählen. Für Studierende, die noch ein Thema suchen, gibt es Leitfragen, an denen man sich orientieren kann, um ein Thema zu finden.

▶ Leitfragen für die Themensuche:

- Was möchten Sie wissen?
- Welche Themen sind Ihnen aus diesem Fachgebiet bereits bekannt?
- Welches Problem interessiert Sie?
- Gibt es ein Problem, dass Ihnen im Alltag begegnet und das Sie untersuchen möchten?
- Welches Thema hat für das jeweilige Fach Relevanz?

Nachdem ein allgemeines Thema gewählt wurde, kann mithilfe weiterer expliziter Fragen das Thema weiter eingegrenzt werden. Dabei gilt: Je weiter das Thema eingegrenzt wird, umso besser für die wissenschaftliche Ausarbeitung. Sie tun sich damit einen Gefallen, denn es ist nahezu unmöglich, die gesamte relevante Literatur für ein Thema zu lesen; es kann schnell passieren, dass man den roten Faden verliert und vor lauter Informationen und Studien nicht mehr weiß, auf welche Aspekte man sich fokussieren soll. Es wird also zunehmend schwieriger, passende Literatur auszuwählen, was auch zu einer Desorientierung während der Recherche führen kann. Dafür gibt es die Bezeichnung *lost in hyperspace*. Nachdem ein Thema gewählt und weiter eingegrenzt wurde, wird die Forschungsfrage formuliert. Mithilfe dieser Forschungsfrage wird der Text im Anschluss gegliedert.

Die folgenden Leitfragen können die Themenwahl unterstützen:

- Was möchten Sie wissen/was soll erforscht werden/welches Problem interessiert Sie?

- Was ist bereits zu diesem Thema erforscht?
- Was ist noch unbekannt oder unklar?
- Welche Vermutungen liegen vor?
- Welche Probleme treten auf oder sind bereits bekannt?/Gibt es ein Problem, dass Ihnen im Alltag begegnet und das Sie untersuchen möchten?
- Welches Thema hat für das jeweilige Fach Relevanz?

Je nach Umfang der wissenschaftlichen Ausarbeitung kann es im Anschluss an diese Punkte noch notwendig sein, eine Forschungsmethode zu wählen, Daten zu erheben und zu interpretieren. Die zu erbringende Prüfungsleistung bestimmt die weiteren Anforderungen an die Ausarbeitung. Die Anforderungen sollten im Vorfeld geklärt werden, z. B. Seitenzahl oder Methodik. Daher ist es sinnvoll, im Vorfeld die Anforderungen zu definieren, um sicherzustellen, dass das gewählte Thema den Rahmenbedingungen entspricht.

4.2 Wie findet man Literatur?

Wer eine Studienarbeit verfasst, eine Studie für eine Bachelorarbeit durchführt oder fachlich auf dem aktuellen Stand bleiben möchte, muss regelmäßig wissenschaftliche Fachliteratur lesen. Neben dem wissenschaftlichen Schreiben sind auch das wissenschaftliche Arbeiten und das kritische Lesen von wissenschaftlichen Artikeln folglich Kompetenzen, die im Laufe des Studiums entwickelt werden müssen. Wissenschaftler:innen publizieren ihre Erkenntnisse, zum Beispiel aus einer qualitativen Studie, in Buchkapiteln oder Fachzeitschriftenartikeln. Damit sind diese Formate die gängigen Quellen wissenschaftlicher Arbeiten. In diesem Zusammenhang ist es notwendig, sich mit dem typischen Aufbau von wissenschaftlichen Publikationen zu befassen, um diese wiedergeben und zusammenfassen zu können.

Ein Thema, das für eine Studienarbeit erarbeitet werden muss, kann völlig unbekannt oder neu sein. In diesem Fall kann eine grobe Internetrecherche für eine erste Sichtung nach relevanten Informationen zum jeweiligen Thema ein sinnvoller erster Schritt sein. Für die Verschriftlichung der Ausarbeitung ist dies allerdings nicht geeignet. Somit sollte davon Abstand genommen werden, diese Internetrecherche als Grundlage für eine wissenschaftliche Ausarbeitung zu nutzen. Nach einer ersten Sichtung der relevanten Aspekte sollte die Suche nach wissenschaftlichen Artikeln, Buchkapiteln oder anderen Veröffentlichungen sowohl über eine Datenbankrecherche als auch mithilfe eines Accounts über die (online) Bibliothek der jeweiligen Hochschule bzw. Universität intensiviert werden. Dazu kann es zwingend erforderlich sein, sich zunächst mit den relevanten Datenbanken für das Fachgebiet vertraut zu machen.

Die Bibliotheken der Hochschulen und Universitäten verbessern stetig ihr Onlineangebot. Für die Recherche nach relevanter Literatur ist neben der Datenbankrecherche auch die Recherche der Bibliotheken mit einem entsprechenden Account sinnvoll. Die Literatur in den Bibliotheken ist erst nach einer Zugangsberechtigung – oft ist dafür ein Studierendenaccount notwendig -, im Volltext einsehbar. Häufig wird dieser Vollzugang durch das Logo der Hochschule/Universität auf der entsprechenden Bibliotheksseite gekennzeichnet.

Übersicht

Primärquellen:

- Empirische Studien
- Feldforschungsberichte
- Expertenbefragungen
- Experimentelle Untersuchungen

Sekundärquellen:

- Reviews
- Meta-Analysen
- Lehrbücher

4.3 Was ist eine wissenschaftliche Datenbank?

Eine wissenschaftliche Datenbank sammelt und organisiert wissenschaftliche Quellen, dazu zählen alle wissenschaftlichen Publikationen, wie z. B. Artikel, Studien aus Fachzeitschriften und Konferenzbeiträge. Die Besonderheit dieser Publikationen ist, dass diese den Peer-Review-Prozess durchlaufen haben und somit von Gutachtern aus dem entsprechenden Forschungsfeld begutachtet wurden. Der Vorteil bei der Nutzung von wissenschaftlichen Datenbanken liegt darin, dass diese zuverlässige Quellen für Studien oder Bachelorarbeiten liefern. Zu

Beginn des Schreibprozesses ist es erforderlich, sich mit den wissenschaftlichen Datenbanken des eigenen Fachgebiets vertraut zu machen.

Übersicht

Auszug relevanter Datenbanken für die Pädagogik, Psychologie und Sozialwissenschaften:

- Deutscher Bildungsserver
- EZB: Pädagogik
- Fachportal Pädagogik
- GESIS
- JSTOR
- SocINDEX
- Springer Nature Link
- Web of Science
- Wiley Online Library
- Wiso Sozialwissenschaften

Auszug relevanter Datenbanken für die Medizin und Gesundheitswissenschaften:

- BioMed Central
- Medline
- PubMed
- ScienceDirect (Elsevier)
- Thieme Zeitschriftenarchiv
- Web of Science

4.4 Welche Studienarten gibt es?

Ganz allgemein wird in qualitative und quantitative Forschung differenziert. Die qualitativen und quantitativen Studien unterscheiden sich grundlegend in ihrer Methodik und Datenerhebung, um zu neuen Erkenntnissen zu gelangen.

In der qualitativen Forschung werden hauptsächlich Daten wie z. B. Texte, Bilder oder Videoaufnahmen analysiert, mit dem Ziel, die im Vorfeld definierten und als relevant beschriebenen Themen oder Muster in den Dokumenten oder

Aussagen zu identifizieren und anschließend zu interpretieren. Somit wird z. B. mithilfe einer sehr kleinen Stichprobe von Experten versucht, eine allgemeine Aussage zu formulieren. Diese Form der Interpretation, also vom Speziellen zum Allgemeinen, wird als induktive Schlussfolgerung bezeichnet.

In der quantitativen Forschung werden Daten (z. B. Meinungsumfragen, Noten, Abschlüsse) als Zahlenwerte erhoben und mithilfe der deskriptiven (beschreibenden) Statistik und eines Statistikprogramms analysiert. Im nächsten Schritt werden die formulierten Hypothesen getestet (inferentielle Statistik). Somit kann mithilfe der quantitativen Forschung und einer relativ großen, also repräsentativen Stichprobe eine Schlussfolgerung für einzelne Fälle getroffen werden. Diese Form der Interpretation, also vom Allgemeinen zum Speziellen, wird als deduktive Schlussfolgerung bezeichnet.

▶ Weiterführende Literatur:

- Wichmann, A. (2019). Quantitative und qualitative Forschung im Vergleich. *Denkweisen, Zielsetzungen und Arbeitsprozesse, Springer: Berlin.*

Übersicht
Erhebungsmethoden der qualitativen Forschung, z. B.:

- Expertenbefragungen, z. B. leitfadengestützte Interviews
- Beobachtungen, z. B. von Teilnehmenden
- Dokumentenanalyse, z. B. von Berichten, Programmdokumenten

Erhebungsmethoden der qualitativen Forschung, z. B.:

- Umfragen
- Experiment, z. B. quasi-experimentell als Vergleich zweier Schulklassen

Die Formulierung der Forschungsfrage entscheidet darüber, ob quantitativ (z. B. Vergleich zweier Gruppen) oder qualitativ (z. B. strukturierte Inhaltsanalyse) geforscht wird. Das Forschungsdesign zu kennen hilft dabei, die Methode nachzuvollziehen, die Ergebnis der Studie zu verstehen und die Interpretation der Ergebnisse bewerten zu können.

4.5 Wie ist eine wissenschaftliche Arbeit aufgebaut?

Sowohl in Literaturarbeiten als auch in wissenschaftlichen Artikeln, die empirische Daten erhoben haben oder qualitative Daten präsentieren, steht eine wissenschaftlich formulierte Fragestellung im Zentrum. In Literaturarbeiten werden Forschungsergebnisse aus publizierten Studien systematisch zusammengetragen und präsentiert. In empirischen Arbeiten werden quantitative oder qualitative Daten erhoben, um die Forschungsfrage zu beantworten.

Wissenschaftliche Artikel bestehen aus einem Abstract, also einer Zusammenfassung, und mindestens 4 Paragrafen: Einleitung, Methode, Ergebnisse und Diskussion. Damit folgen sie dem standardisierten IMRaD-Schema (Introduction, Methods, Results and Discussion). Die Struktur gibt den Inhalt dieser Abschnitte vor und zielt immer darauf ab, die Lesbarkeit und Verständlichkeit zu verbessern. Die Struktur unterstützt dabei die strukturierte und logische Beantwortung der Forschungsfrage.

Abstract: Das Abstract ist eine Zusammenfassung der gesamten Studie auf maximal einer halben Seite. Im Abstract stehen Informationen zur Forschungsfrage, der Methode, die wichtigsten Ergebnisse und eine Schlussfolgerung.

Einleitung: Die Einleitung beginnt mit einer Problembeschreibung, beschreibt die relevanten Theorien und aktuelle Studien. Außerdem wird die Untersuchungsfrage beschrieben. Der theoretische Teil endet mit der Untersuchungsfrage und ggf. Hypothesen.

Methode: In Literaturarbeiten wird die systematische Suche nach Studien dokumentiert. Dazu werden Ein- und Ausschlusskriterien definiert und der Suchprozess so exakt wie möglich dargestellt.
In empirischen Arbeiten beschreibt die Methode den Aufbau der Untersuchung so genau wie möglich. Es sind Unterkapitel zu finden wie Stichprobe, Durchführung, Material und ggf. Hinweise zur Auswertung der Daten.

Ergebnisse: Im Ergebnisteil werden die Resultate der Studie beschrieben. In Literaturarbeiten werden die gefundenen Studien präsentiert. In empirischen Arbeiten wird, z. B. mithilfe der deskriptiven Statistik (Prozent und Streuungsmaß, Mittelwert, Standardabweichung) die Stichprobe beschrieben.

Diskussion: Die Diskussion beantwortet die Untersuchungsfrage mithilfe der Ergebnisse. Üblicherweise werden die Untersuchungsfrage und das Forschungsdesign kurz zusammengefasst. Nachdem die Frage mithilfe der Ergebnisse beantwortet wurde, werden alternative Erklärungen diskutiert, Limitationen der Studie umschrieben oder Empfehlungen für weitere Studien ausgesprochen.

Die einzelnen Kapitel hängen sehr stark zusammen: Der Aufbau der Studie, der in der Methode beschrieben wird, hängt mit der Untersuchungsfrage aus der Einleitung zusammen. Die Ergebnisse beziehen sich auf das Forschungsdesign, das in der Methode beschrieben wurde und in der Diskussion wird ein Zusammenhang hergestellt zwischen der Theorie aus der Einleitung und den Ergebnissen der Studie. Diese Gliederung ist sowohl in der Medizin, in den Gesundheitswissenschaften, als auch in den Sozialwissenschaften mit quantitativen Forschungsmethoden gängig.

Der Aufbau einer Studie wird hier exemplarisch an einer Publikation von Dinzinger, Wusatiuk, Schulz und Priewasser (2024) dargestellt.

Titel: Stressprävention in der Elementarpädagogik: Mentalisieren und Bindung als Ressource im pädagogischen Alltag (Dinzinger et al. 2024).

Forschungsfrage: Inwiefern besteht ein Zusammenhang zwischen Bindungsverhalten bzw. Mentalisierungsfähigkeit mit Wohlbefinden und Stress?

Design: Datenerhebung mittels vier standardisierten Fragebögen und einem Online-Umfragetool.

Ergebnisse: Zusammenhänge zwischen Bindung, Mentalisieren und Stress bzw. Wohlbefinden, Mentalisierungsfähigkeit als Mediator zwischen sicherer Bindung und Wohlbefinden, Mentalisierungsfähigkeit als Mediator zwischen Bindung und Stress.

Limitationen: Das Studiendesign erlaubt keine Kausalaussagen.

Ergebnisse: „[...] Mentalisierungstrainings und Wohlbefinden hängen zusammen und verbessern die pädagogische Handlungsfähigkeit unter Stressbelastung" (Dinzinger et al. 2024; S. 297).

4.6 Wie kann man bewerten, ob eine Studie als Quelle geeignet ist?

Die Recherche von wissenschaftlichen Studien ist für jede Ausarbeitung, sei es eine Studienarbeit oder eine Bachelorarbeit, wichtig. Es gibt unzählige wissenschaftliche Datenbanken, in denen wissenschaftliche Arbeiten gesammelt sind. Aufgabe der Studierenden beim Verfassen einer wissenschaftlichen Arbeit ist es sicherzustellen, dass die Schlussfolgerungen aus den verwendeten Quellen nicht auf Zufallsfunden basieren. Darum ist eine weitere Hauptaufgabe der Studierenden, mithilfe der (systematischen) Evidenzbasierung sicherzustellen, dass ausreichend relevante Literatur, Studien und Ergebnisse gesichtet und gelesen wurden, sodass eine objektive Einschätzung der Zusammenhänge, Befunde oder Datenlage für ein spezielles Thema möglich ist. Die systematische Evidenzbasierung umzusetzen bedeutet also, vor Beginn der Verschriftlichung einer wissenschaftlichen Arbeit eine umfassende Analyse von relevanten Studien und Belegen durchzuführen. Entsprechend muss für diese Phase des *sich Einlesens in ein Thema* im Vorfeld genügend Zeit eingeplant werden (siehe APA 7).

Die Studierenden müssen sich beim Verfassen eines wissenschaftlichen Textes zwangsläufig die Frage stellen, ob ein gefundener Text, sei es eine publizierte Studie oder ein Buchkapitel, zitierfähig und relevant ist. Das heißt, ob dieser Text z. B. für eine Studienarbeit oder Bachelorarbeit genutzt werden kann und darf. Es gibt Kriterien, die Aufschluss darüber geben, ob ein Text im wissenschaftlichen Kontext, also z. B. für Studien- oder Abschlussarbeiten, zitierfähig ist. Zu den Merkmalen für die Bewertung einer wissenschaftliche Publikation zählen z. B.:

- Autoren werden genannt.
- Das Datum der Publikation ist ersichtlich.
- Es liegt eine DOI- oder URL-Nummer vor.
- Die Veröffentlichung entspricht den wissenschaftlichen Standards.
- Die Veröffentlichung nutzt selbst wissenschaftliche Quellen als Grundlage.
- Fundort der Quelle, z. B. wissenschaftliche Datenbank.
- Ein Interessenkonflikt der Autorenschaft wurde ausgeschlossen.
- Das Peer-Review-Verfahren wurde dokumentiert.

Die APA-Richtlinie gibt vor, dass auch „Graue Literatur" zitierfähig ist. Graue Literatur meint in diesem Zusammenhang Arbeiten, die einen wissenschaftlichen Kontext haben, aber (noch) nicht publiziert wurden. Darunter fallen auch

Abschlussarbeiten und Zwischenberichte von Forschungsprojekten. Graue Literatur erkennt man daran, dass diese verlagsungebunden ist. Durchsucht man das Internet nach APA-Richtlinien findet man beispielsweise zahlreiche Handreichungen von Fakultäten, die die APA-Richtlinien zusammengefasst haben und die ohne Verlag über die Website der Universität oder Hochschule veröffentlicht wurden. Ist dies der Fall, liegt hier eine Internetquelle vor, die als solche zunächst zitierfähig ist. Das gilt ebenfalls für einen Großteil an Abschlussarbeiten. Bei der Verwendung von Abschlussarbeiten, z. B. einer Masterarbeit oder einer Doktorarbeit, ist laut APA-Richtlinie die Art der Arbeit immer in Klammern anzugeben. Die korrekte Zitierweise der diversen Quellen sind dem APA 7 Manual zu entnehmen.

▶ Die Regeln für eine Zitierweise im APA-Stil sind auch auf www.apastyle.org zu finden, falls das Manual gerade nicht vorliegt. Die Zitierregeln müssen grundsätzlich beachtet werden. Für Internetseiten und die Graue Literatur können die Vorgaben abweichen, deshalb ist der Blick in das Manual oder auf die Website zu empfehlen, um stets korrekt zu zitieren oder APA-Generatoren zu kontrollieren, da diese auch nicht immer fehlerfrei arbeiten.

Weil für jede Quelle die Zitierwürdigkeit geprüft werden muss, muss im Einzelfall entschieden werden, ob der Text dem wissenschaftlichen Anspruch gerecht wird und selbst wissenschaftliche Literatur als Grundlage verwendet wird. Wenn dies der Fall ist, dann darf auch Graue Literatur genutzt werden, sollte aber nicht den Hauptteil des Literaturverzeichnisses ausmachen. Den Hauptteil des Literaturverzeichnisses sollten aktuelle Publikationen ausmachen, wie z. B. publizierte Studien in Artikelformat aus Fachzeitschriften oder aktuelle Buchkapitel.

4.7 Wie bewertet man eine Studie mithilfe der Gütekriterien?

Nachdem relevante Literatur gefunden wurde, folg die Bewertung und die Auswahl der gefundenen Studien auf Basis der Gütekriterien. Mithilfe der Gütekriterien kann die Qualität und Vertrauenswürdigkeit der Ergebnisse erfasst werden (Döring und Bortz 2016).

4.7 Wie bewertet man eine Studie mithilfe ...

▶
- Reliabilität: Zuverlässigkeit der Messung (Wiederholbarkeit)
- Validität: Gültigkeit der Studie (Wurde gemessen, was gemessen werden sollte?)
- Objektivität: Unabhängigkeit der Ergebnisse
- Quellenangaben

Die Objektivität beschreibt, dass die Ergebnisse der Studie unabhängig von der Person des/der Forschenden sind. Für die Objektivität wird z. B. der Versuchsablauf standardisiert, Störvariablen so weit wie möglich im Vorfeld ausgeschlossen oder bereits validierte Fragebögen verwendet.

Für die Reliabilität wird die Durchführung, die Stichprobe und das verwendete Material so genau wie möglich im Methodenteil beschrieben. Dadurch wird eine Wiederholbarkeit der Ergebnisse sichergestellt.

Im Folgenden wird mithilfe einer Bachelorarbeit die Reliabilität, Validität und Objektivität einer quantitativen wissenschaftlichen Arbeit dargestellt. In der exemplarischen quantitativen Bachelorarbeit wurden die Auswirkungen von Deeskalationstrainings auf die Selbstwirksamkeitserwartung und das Belastungsempfinden der Mitarbeiter in Notaufnahmen mithilfe eines Fragebogens untersucht. Um die Gütekriterien zu erfüllen, wurde im Methodenteil sowohl die Stichprobe, als auch das Messinstrument, also der Fragebogen, ausführlich beschrieben. Um Störvariablen auszuschließen, wurden folgende Einschlusskriterien definiert: Befragung an 4 Kliniken, wobei die Teilnehmer an der Umfrage volljährig sein mussten, Mitarbeitende in Notaufnahmen waren und mindestens 4 Wochen in dieser tätig waren. Zudem wurden die verwendeten Skalen ausführlich beschrieben, ein Pretest durchgeführt und Cronbachs Alpha zur Bestimmung der internen Konsistenz der Skala und der Reliabilität berechnet.

▶ Darstellung der quantitativen Gütekriterien für Fragebögen: Auszug aus einer Bachelorarbeit von C. Schachinger[1] (2024):

> [...]„Die Datenerhebung wurde für alle Proband*innen in standardisierter Form durchgeführt und schloss Individualisierungen bei der Durchführung aus. Teilnehmende, die direkt mit der untersuchungsdurchführenden Person verwandt oder befreundet sind oder bereits am Pretest teilnahmen, wurden ausgeschlossen. Die inhaltliche Validität des Messverfahrens konnte dadurch erreicht

---

[1] Schriftliche Zustimmung der Autorin liegt vor.

> werden, dass nur Beschäftigte der Notaufnahme Zugriff zur Befragung erhielten und die Teilnahme von einer Tätigkeit im spezifischen Bereich von mindestens vier Wochen vorausgesetzt wurde. Um die Konstruktvalidität sicherzustellen, wurden in einem vorherigen Schritt der Literaturrecherche geeignete Skalen und Konstrukte zur Ermittlung der gesuchten Items ausgewählt. Durch eine umfassende Vorbereitung und Ausarbeitung des Fragebogens nach Durchführung eines Pretest-Verfahrens konnte schließlich auch die Reliabilität der Skalen für die Konstrukte Selbstwirksamkeitserwartung und Belastung am Arbeitsplatz sichergestellt werden. Zur Absicherung der internen Konsistenz wurde eine Reliabilitätsberechnung von Cronbachs Alpha mit dem Statistikprogramm JASP durchgeführt."[…]

Um die Qualität von qualitativen Studien zu bestimmen, werden die klassischen Gütekriterien Validität, Reliabilität und Objektivität an den Prinzipien der qualitativen Forschung angepasst (Flick 2020). Somit können die Standards der empirischen Forschung und damit die Anwendung der entsprechenden Gütekriterien, an der die Qualität der Forschungsergebnisse gemessen wird, für die qualitative Forschung nicht eins zu eins übernommen werden (Flick 2020; Mayring 2022). Somit ergeben sich für die qualitative Forschung neue methodenangemessene Gütekriterien, woraus also qualitative Gütekriterien resultieren (Mayring 2022; Flick 2020).

▶ Intersubjektive Nachvollziehbarkeit: In der qualitativen Forschung ist die Standardisierbarkeit begrenzt, deswegen ist die Nachvollziehbarkeit von großer Relevanz. Diese kann durch die präzise Dokumentation des Forschungsprozesses, z. B. Darstellung des Erhebungskontextes, Transkriptionsregeln und Auswertungsmethoden, erreicht werden. Dabei ist Präzision ausschlaggebend, um eine hohe Nachvollziehbarkeit zu erreichen (Steinke 2000; Flick 2020).

Diese qualitativen Gütekriterien werden in der qualitativen Forschung, z. B. Experteninterviews, verwendet, um die Vertrauenswürdigkeit der Forschungsergebnisse bewerten zu können.

▶ Qualitative Gütekriterien in der qualitativen Sozialforschung, z. B. leitfadengestützte Experteninterviews:

> […] „Damit zielen wir auf eine Stärkung und Professionalisierung der qualitativen Sozialforschung, weil Gütekriterien als Medien der Kommunikation über Forschung unverzichtbar sind. […] Die Zusammenstellung von Gütekriterien erlaubt natürlich Variation. Zum einen in der Hinsicht, dass sie sich unterschiedlich gewichten lassen und einzelne Studien Schwächen und Stärken in einzelnen Aspekten aufweisen werden […]" (Strübing et al. 2018, S. 97).

4.8 Was bedeutet Peer-Review von Publikationen?

Das Peer-Review-Verfahren ist ein Qualitätsmerkmal für Studien. Beim Peer-Review-Verfahren wird ein wissenschaftlicher Artikel für die Publikation einer Expertengruppe aus der entsprechenden Fachdisziplin anonym zur Begutachtung vorgelegt. Das Peer-Review-Verfahren ist ein Qualitätsmerkmal, weil ein Artikel vor der Veröffentlichung von Expert:innen aus derselben Fachdisziplin kritisch geprüft wird. Die Besonderheit in diesem Peer-Review-Prozess besteht darin, dass die Gutachter:innen unabhängig und beidseitig anonym den vorliegenden Artikel bzw. die Studie prüfen. Das bedeutet, die Autorenschaft weiß nicht, wer den Artikel geprüft hat und die Gutachter:innen kennen die Autorenschaft nicht. Der Editor/die Editorin einer Fachzeitschrift (Journal) entscheidet über die Gutachter:innen und begutachtet im Zweifelsfall selbst auch mit. Damit wird sichergestellt, dass das Peer-Review-Verfahren objektiv verläuft. Ein weiteres Qualitätsmerkmal ist, dass die Relevanz, die Quellen, die Stringenz, die Methodik und Analyse der Studie zur Erkenntnisgewinnung im Peer-Review-Verfahren kritisch überprüft werden. Ziel des Peer-Review-Prozesses ist es, die Gütekriterien zu überprüfen, die Einhaltung der wissenschaftlichen Standards sicherzustellen und Fehlschlüsse durch Schwächen in der Ausarbeitung und Interpretation zu minimieren. Wissenschaftliche Publikationen, die ein Peer-Review-Verfahren durchlaufen, verfügen über eine DOI-Nummer. Die DOI-Nummer (Digital Object Identifier) ist ganz am Ende einer Quellenangabe zu finden und muss immer mit angegeben werden (siehe American Psychological Association [APA], 2022; Kapitel 9.34–9.36). Die DOI-Nummer ist somit die letzte Komponente einer Literaturangabe im Literaturverzeichnis.

> **Beispiel**
>
> Vollständige Quellenangabe im Literaturverzeichnis im APA-Style:
> Fesel, S. S., Segers, E., & Verhoeven, L. (2018). Individual variation in children's reading comprehension across digital text types. Journal of Research in Reading, 41(1), 106–121. https://doi.org/https://doi.org/10.1111/1467-9817.12098
> Quellenangabe im Text:
> [Text](Fesel et al. 2018).
> Für weitere Quellenformate die Angaben im APA 7 edt. Manual berücksichtigen. ◄

4.9 Lesetechnik: Wie geht schnelles Lesen?

Das *Skimming* ist eine Lesetechnik, die darauf abzielt, einen Text schnell zu überfliegen, um die Hauptideen oder wichtigsten Informationen herauszufiltern, z. B. eignet sich das Skimming, um eine Definition in einem Text schnell zu finden. Beim Skimming wird nicht jedes Wort gelesen, sondern der Leser/die Leserin fokussiert sich beim Lesen gezielt auf Titel, Überschriften und Schlüsselwörter.

> **Übersicht**
>
> Die Skimming Technik:
>   Der Leser/die Leserin macht sich zuerst bewusst, welche Information gesucht wird, dann wird die Skimming Technik genutzt:
>
> - Schlüsselwörter werden gesucht, z.B. in fettgedruckten Wörtern.
> - Details werden ignoriert.
> - Der Text wird überflogen, nicht Wort für Wort gelesen.
> - Der erste und der letzte Satz eines Abschnittes werden ggf. überflogen.
> - Wenn die gesuchte Information gefunden wurde, wird diese Textpassage für das Textverständnis gelesen.

Rayner et al. (2016) haben die normalen Leseprozesse und Methoden zur Steigerung der Lesegeschwindigkeit untersucht. Der Fokus in dieser Studie lag auf der Lesegeschwindigkeit und den Auswirkungen auf das Leseverständnis. Es wurden die visuellen und mentalen Prozesse des normalen Lesens untersucht, um diese

4.9 Lesetechnik: Wie geht schnelles Lesen?

auf die Wirksamkeit von Schnelllesemethoden zu beziehen. Beim Lesen werden die Textinformationen visuell und kognitiv verarbeitet, um den Inhalt des Textes zu erfassen. Die Ergebnisse zeigen, dass mit der Lesegeschwindigkeit das Textverständnis verringert wird (Rayner et al. 2016). In bestimmten Phasen des Lesens, z. B. beim Suchen nach spezifischen Informationen, ist ein verringertes Textverständnis vielleicht eher akzeptabel. Weil beim Skimming nicht jedes Wort gelesen wird, kann diese Methode genutzt werden, um spezifische Informationen im Text schnell zu finden, ein vollständiges Textverständnis erfordert aber weiterhin sorgfältiges Lesen (Rayner et al. 2016).

▶ Skimming kann genutzt werden, um

- einen groben Überblick über einen Text zu gewinnen,
- Definitionen, Begriffe zu suchen oder wenn gezielt nach Informationen in einem Text gesucht wird.

Das Textverständnis hängt neben dem visuellen und kognitiven Leseprozess ebenfalls mit dem Vorwissen zusammen (Gartner und Rother 2021; Keseling 2013). Hat der Leser/die Leserin nur ein geringes Vorwissen oder kein Vorwissen zu einem bestimmten Thema, dann ist es notwendig, das Lesetempo zu verringern und relevante Textpassagen vollständig zu lesen, um ein gutes Textverständnis zu erzielen. Bei geringem Vorwissen kann es außerdem notwendig sein, Textpassagen nochmal zu lesen (Rayner et al. 2016). Das schnelle Lesen kann nur bis zu einem bestimmten Grad geübt werden. Die Studie zeigt, dass die wissenschaftlich untersuchten Methoden, um schneller zu lesen und dabei ein noch angemessenes Textverständnis zu erhalten, durch kognitive und visuelle Grenzen des Lesers/der Leserin beeinflusst werden (Rayner et al. 2016).

4.9.1 Wie kann die Lesetechnik für wissenschaftliche Arbeiten genutzt werden?

Wissenschaftliche Studien haben in der Medizin und in den Gesundheitswissenschaften einen standardisierten Aufbau, der es dem Leser/der Leserin ermöglicht, einen Text relativ schnell und einfach zu scannen. Die Zusammenfassung (Abstract) hat immer den gleichen Aufbau, deshalb empfiehlt es sich zunächst neben dem Titel der Publikation auch die Zusammenfassung und die darin enthaltenen Informationen zu dem eigentlichen Problem, dem Ziel, der Methode, den wichtigsten Ergebnissen und dem Fazit zu lesen. So kann schnell entschieden werden, ob der Artikel überhaupt Relevanz hat. Anstatt den gesamten Artikel von oben nach unten zu lesen, wird nach der Skimming Methode, erst die Überschrift und die Zusammenfassung gelesen und nach relevanten Inhalten gesucht.

▶ Der Text wird zunächst punktuell gelesen, mit dem Fokus auf folgenden Informationen:

- Schlüsselwörter
- Definitionen
- Hypothesen
- Relevante Daten & statistische Werte, wie z. B. „signifikant" oder „Korrelation"
- Kernaussage

4.9.2 Wie verschafft man sich einen schnellen Überblick über eine Studie?

Eine publizierte wissenschaftliche Studie zu lesen, gehört zu den Hauptaufgaben des wissenschaftlichen Arbeitens (Kruse 2018). Um wissenschaftliche Studien zu verstehen, ist es aber nicht immer notwendig, den gesamten Artikel zu lesen. Durch den standardisierten Aufbau aller publizierten Studien ist es möglich, schnell einen Überblick über den Inhalt zu erhalten. Das Schnelllesen oder Querlesen ermöglicht es dem Leser/der Leserin, schnell und effizient die wichtigsten Inhalte aus einem Text zu erfassen.

▶ Sich ein Ziel für das Lesen zu setzen, kann das Textverständnis vergrößern:

1. Ziel für das Lesen setzten, z. B. welche Information wird gesucht?
2. Den Text scannen und auf Abschnitte fokussieren.
3. Nach bestimmten Inhalten bewusst suchen und selektiv sein, z. B. nach der Skimming-Methode.

Das Einlesen in ein neues und völlig fremdes Thema kann unter Umständen sehr mühsam und langwierig sein. Zur Prüfung der Relevanz einer wissenschaftlichen Veröffentlichung für die eigene Arbeit kann diese zunächst quergelesen werden. Dabei ist zu empfehlen, systematisch vorzugehen, um die Inhalte effizient zu sichten. Dies ist möglich, weil alle wissenschaftlichen Veröffentlichungen

4.9 Lesetechnik: Wie geht schnelles Lesen?

einen nahezu identischen Aufbau haben. In den Sozialwissenschaften bildet APA zurzeit in der Version 7 die Grundlage für die Manuskriptgestaltung und für die Gliederung von wissenschaftlichen Veröffentlichungen. Somit sind die Manuskriptgestaltung, das Artikelformat, der Aufbau, die Referenzen und die Darstellung von Tabellen und Grafiken nahezu identisch.

▶ Vorgehensweise für das Querlesen einer Studie:

- Abstract lesen und auf Relevanz für die eigene Arbeit überprüfen.
- Kapitelüberschriften und Schlagworte zur Orientierung lesen.
- Forschungsfrage im Abstract oder in der Einleitung suchen.
- Methode auf relevante Aspekte sichten, z. B. Stichprobe, Durchführung.
- Ergebnisse in Tabellen und Diagrammen ablesen.
- Ersten Teil der Diskussion lesen für die Interpretation der zentralen Ergebnisse.
- Zweiten Teil der Diskussion sichten für Implikationen, die praktische Bedeutung der Studie und die Limitationen der Studie.
- Antwort auf die Forschungsfrage im Fazit oder in der Schlussfolgerung lesen.

Für das Querlesen wird die Zusammenfassung, das Ende der Einleitung und der Anfang der Diskussion gelesen, um sich einen Überblick über die Relevanz, das Forschungsdesign und die Ergebnisse zu verschaffen. Das Lesen der Zusammenfassung am Anfang der Publikation ermöglicht dem Leser/der Leserin, einen Überblick über die wesentlichen Inhalte und über die Relevanz der Studie zu erhalten. Beim Lesen von wissenschaftlicher Literatur stellt sich dann die Frage, ob der Text in Volltext gelesen werden muss, oder ob es nicht ausreicht, nur die Kurzzusammenfassung, also das Abstract, zu lesen. Die Phase im Suchprozess, in der sich der Verfasser/die Verfasserin gerade befindet, entscheidet darüber, ob ein Text im Volltext gelesen werden muss oder nicht. Zu Beginn einer Suche kann es völlig ausreichend sein, zunächst nur die Zusammenfassung zu lesen. Im Schreibprozess einer Studienarbeit, Hausarbeit oder Bachelorarbeit muss immer der Volltext einer Publikation vorliegen, die als Referenz verwendet wird. In diesem Fall ist es nicht ausreichend, nur die Zusammenfassung zu lesen.

▶ Nur Texte, die im Volltext vorliegen, dürfen als Referenz im Text angegeben werden.

Die Einleitung gibt einen theoretischen Rahmen, deshalb ist es notwendig, das Problem oder die Frage, die diese Studie thematisiert, zu verstehen. Es bietet sich an, die Forschungsfrage, die häufig am Ende des ersten Abschnitts der Einleitung oder ganz am Ende des theoretischen Teils formuliert wird, zu suchen und zu verstehen. Kapitelüberschriften sind außerdem hilfreich, um Studien querzulesen. Die Kapitelüberschriften orientieren sich inhaltlich ebenfalls an der Forschungsfrage und zeigen den roten Faden der Studie. Der Methodenteil kann überflogen werden mit dem Fokus auf relevante Inhalte, z. B. bezüglich des Alters der Versuchspersonen oder der Durchführung einer Intervention. Die Ergebnisse beinhalten eine explizite Datenanalyse und die entsprechenden Ergebnisse. Gerade bei empirischen Studien besteht hier die Gefahr, sich mit fehlendem statistischen Fachwissen zu verlieren, deshalb ist es ratsam, den Fokus zunächst auf Tabellen und Diagramme zu legen, die leichter zu verstehen sind. Für die Interpretation der Forschungsergebnisse müssen die Ergebnisse überflogen werden, dann können die zentralen Befunde im ersten Teil der Diskussion verstanden werden. Außerdem werden im zweiten Teil der Diskussion die Limitationen der Studie besprochen, um die Validität der Ergebnisse besser zu verstehen und es wird ein kurzer Ausblick über weitere Forschungsthemen gegeben, die mit dieser Studie in Zusammenhang stehen. Das Fazit kann dann als Abschluss der Arbeit gelesen werden. Im Fazit werden die wichtigsten Erkenntnisse aus einer Studie zusammengefasst und die Forschungsfrage beantwortet.

▶ Leitfragen können das Lesen einer Studie erheblich vereinfachen:

- Was möchten Sie wissen?
- Welches Problem wird thematisiert?
- Was für ein Forschungsdesign wurde genutzt?
- Gab es Effekte, oder welche Resultate werden hervorgehoben?
- Was ist die Antwort auf die Forschungsfrage?
- Was sind die Ergebnisse?

4.9.3 Wie hängen KI-basierte Tools und Lesekompetenz zusammen?

Durch den Einzug von KI-basierten Tools in die Hochschullehre stellt sich die Frage, welchen Nutzen und welche Auswirkungen diese Tools auf die Lesefähigkeit im Hochschulbereich haben. Dieser Frage sind Chea und Xiao (2024) nachgegangen. Diese Studie untersuchte die Auswirkung von KI-basierten

4.9 Lesetechnik: Wie geht schnelles Lesen?

Werkzeugen auf die Lesefähigkeit von 24 Probanden an einer Universität. Die Ergebnisse zeigen, dass die KI-basierten Werkzeuge die Lesekompetenz positiv beeinflusst haben, jedoch eine Überabhängigkeit und ethische Aspekte ebenfalls eine große Rolle im Einsatz von KI-Tools in der Hochschullehre spielen.

> **Beispiel**
>
> Studie von Chea und Xiao (2024) zur Lesekompetenz unter Einsatz von KI-Tools:
>
> | | |
> |---|---|
> | Fragestellung: | Wie beeinflussen KI-Tools das Leseverständnis im akademischen Englisch im Vergleich zu traditionellen Methoden? |
> | Methode: | Qualitative Erhebungsmethode durch Umfragen und Interviews und quantitative Erhebungsmethode durch Pre- und Posttest (Leseverständnis, Wortschatz, kritisches Denken). |
> | Partizipanten: | 24 Studierende der Dali Universität in Dali, Yunnan, China. 12 Muttersprachler:innen und 12 Fremdsprachler:innen |
> | Design: | Experimentelle Gruppe nutzt traditionelle Methoden und KI-Tools (Chatbot, Übersetzungshilfe und Vokabelüberprüfung). Die Kontrollgruppe nutzt die traditionellen Methoden. |
> | Ergebnisse: | Die Ergebnisse der quantitativen Erhebung haben gezeigt, dass die experimentelle Gruppe im Posttest eine signifikante Steigerung der Lesefähigkeit im Vergleich zum Pretest zeigte. Die Kontrollgruppe zeigte keine signifikante Verbesserung. Die Ergebnisse der quantitativen Auswertung zeigten, dass die experimentelle Gruppe motivierter war im Vergleich zu der Kontrollgruppe. |
> | Schlussfolgerung: | Lehrkräfte und Studierende sollten den Input von Experten aus ihrem Fachgebiet priorisieren. Die negativen Folgen der KI-Tools sind beispielsweise eine übermäßige Abhängigkeit, außerdem generieren die KI-Tools mitunter unzulässige oder falsche Informationen oder nutzen nicht vorhandene Quellen. Trotzdem profitierten die Versuchsteilnehmer:innen von den KI-Tools, sie empfanden |

die Nutzung als hilfreich, fühlten sich sicherer und empfahlen die Nutzung weiter. Dies unterstreicht die Bedeutung einer gezielten Weiterbildung und Unterstützung der Studierenden bei der Nutzung von KI-gestützten Tools als Lern- oder Schreibhilfe.◄

KI-Tools können als Lern- und Schreibhilfe sinnvoll sein, allerdings sollten die Studierenden sich nicht übermäßig auf diese Anwendungen verlassen. Ein ethischer und verantwortungsvoller Umgang mit dieser Technologie muss auch im akademischen Kontext erlernt werden, z. B. durch die Integration dieser Tools in den Bildungskontext einer Hochschule oder Universität (Chea und Xiao 2024).

Auswahl an KI-Tools für das wissenschaftliche Arbeiten:

- Chat PDF
- Elicit
- Litmaps
- Perplexity / Consensus
- Scite

4.10 Was ist ein Zitationsstil?

Mithilfe des Zitationsstils wird ein Standard für die Zitierweise von Quellen in wissenschaftlichen Arbeiten festgelegt. Zum Zitationsstil gehören auch Vorgaben zur Manuskriptgestaltung, u. a. auch die Vorgabe für das Literaturverzeichnis, die Gestaltung von Tabellen und Grafiken sowie die Kapitelgestaltung und Formatierung. Diese Regeln oder Vorgaben sorgen für einen wissenschaftlichen Standard für das entsprechende Fachgebiet und damit für ein Regelwerk. Dabei ist zu beachten, dass unterschiedlichen Fachdisziplinen unterschiedliche Zitationsstile benutzen. In den Sozial- und Erziehungswissenschaften wird z. B. überwiegend der APA (American Psychological Association) gefolgt oder der DGP-Stil (Deutsche Gesellschaft für Psychologie) verwendet, in den Naturwissenschaften vorwiegend der Harvard-Zitationsstil. Die Autoren sollten sich vor dem Verfassen einer Studien- oder Abschlussarbeit über die Zitationsrichtlinien der jeweiligen Fakultät informieren und sich mit diesen vertraut machen.

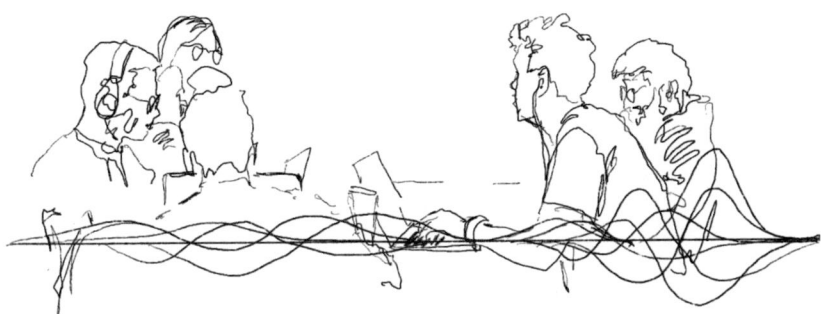

Abb. 4.1 Austausch und Diskussionen sind wesentliche Elemente von Wissenschaft und Forschung

▶ Für das Schreiben wissenschaftlicher Texte ist die Einhaltung der formalen Kriterien, z. B. nach dem APA-Stil für die Zitation von Quellen und für die Manuskriptgestaltung, zwingend erforderlich. Häufig werden in den Modulbeschreibungen die wichtigsten Kriterien zur Einhaltung im Vorfeld veröffentlicht. Es kann auch vorkommen, dass Hochschulen und Universitäten eigene oder angepasste Zitier- und Gestaltungsrichtlinien für Studien- oder Abschlussarbeiten fordern.

Merke: Wie wird Wissenschaft verständlich? Leichter wird es in der Zusammenarbeit, in der Diskussion, im Team, in der Arbeitsgruppe wie in Abb. 4.1, im Kolloquium. Daher wird auch der wissenschaftliche Prozess von Studierenden begleitet und betreut. Der Austausch hier ist unerlässlich, insbesondere, wenn man verschiedene Perspektiven einbeziehen möchte.

Literatur

Chea P, Xiao Y (2024) Artificial intelligence in higher education: The power and damage of ai-assisted tools on academic english reading skills. Journal of General Education and Humanities 3(3):287–306

Dinzinger A, Wusatiuk C, Schulz V, Priewasser B (2024) Stressprävention in der Elementarpädagogik: Mentalisieren und Bindung als Ressourcen im pädagogischen Alltag. Behringer N, Turner A (Hrsg.) Bindung und Mentalisieren als Aspekte wirksamer pädagogischer Handlungs-und Beziehungskompetenz, 297.

Dittmann J, Geneuss KA, Nennstiel C, Quast NA (2003) Schreibprobleme im Studium–eine empirische Untersuchung. Wissenschaftlich schreiben–lehren und lernen, 155–185

Döring N, Bortz J (2016) Qualitätskriterien in der empirischen Sozialforschung. In: Forschungsmethoden und Evaluation in den Sozial- und Humanwissenschaften. Springer-Lehrbuch. Springer, Berlin, Heidelberg. https://doi.org/10.1007/978-3-642-41089-5_3

Fesel SS, Segers E, Verhoeven L (2018) Individual variation in children's reading comprehension across digital text types. J Res Reading 41(1):106–121. https://doi.org/10.1111/1467-9817.12098

Flick U (2020) Gütekriterien qualitativer Forschung. In: Mey G, Mruck K (Hrsg) Handbuch Qualitative Forschung in der Psychologie. Springer, Wiesbaden. https://doi.org/10.1007/978-3-658-26887-9_30

Gartner S, Rotter M (2021) Der Umgang mit Herausforderungen im Schreibprozess in der studentischen Schreibberatung. Zeitschrift für interdisziplinäre Schreibforschung 4:101–119

Keseling G (2013) Die Einsamkeit des Schreibers: Wie Schreibblockaden entstehen und erfolgreich bearbeitet werden können. Springer-Verlag

Kruse O (2018) Lesen und Schreiben. Der richtige Umgang mit Texten im Studium, 3., überarbeitete und erweiterte Auflage, Konstanz

Mayring P (2022) Qualitative Inhaltsanalyse: Grundlagen und Techniken (13. Neuausgabe). Julius Beltz GmbH & Co. KG, Weinheim, Germany

Pospiech U (2005) Schreibend schreiben lernen-Über die Schreibhandlung zum Text als Sprachwerk. E-Papiere zu Sprachwissenschaft und Sprachdidaktik 4(1)

Rayner K, Schotter ER, Masson MEJ, Potter MC, Treiman R (2016) So much to read, so little time: how do we read, and can speed reading help? Psychological Science in the Public Interest 17(1):4–34. https://doi.org/10.1177/1529100615623267

Schachinger C (2024) Mitarbeiterbefähigung in Notaufnahmen: Eine Untersuchung der Auswirkungen von Deeskalationstrainings. Bachelorarbeit

Steinke I (2000) Gütekriterien qualitativer Forschung. In: Flick U, von Kardorff E, Steinke I (Hrsg) Qualitative Forschung. Ein Handbuch, Reinbek b, Rowohlt Taschenbuch, Hamburg, S. 319–331

Strübing J, Hirschauer S, Ayaß R, Krähnke U, Scheffer T (2018) Gütekriterien qualitativer Sozialforschung ein Diskussionsanstoß. Zeitschrift für Soziologie 47(2):83–100

Wichmann A (2019) Quantitative und qualitative Forschung im Vergleich. Denkweisen, Zielsetzungen und Arbeitsprozesse. Springer, Berlin

5 Wie ist das Vorgehen? – Von der Idee zur wissenschaftlichen Ausarbeitung

Zusammenfassung

Im Zentrum dieses Kapitels steht die Frage „Wie ist das Vorgehen?". Dieses Kapitel bietet demnach eine an der Praxis orientierte Anleitung zum Verfassen von wissenschaftlichen Arbeiten. Zunächst werden die wichtigsten Aspekte des wissenschaftlichen Schreibprozesses erläutert, z. B. wie eine Forschungsfrage formuliert wird, wie ein Text strukturiert wird und wie korrekt zitiert wird. Außerdem werden Strategien zur Textüberarbeitung und zur Überwindung von Schreibblockaden vermittelt. Abschließend werden Bewertungskriterien für wissenschaftliche Arbeiten besprochen und die Maßstäbe relativiert. Die Inhalte bieten eine Unterstützung für Studierende und Einsteiger:innen in Studium und Forschung auf dem Weg von der ersten Idee bis zur ersten fertigen Studien- oder Abschlussarbeit.

Jeder Schreibauftrag innerhalb des Studiums, z. B. Handouts, Projektarbeiten oder Hausarbeiten, sollten als Übung und Vorbereitung für die Abschlussarbeit betrachtet werden. Beim Erstellen eines Handouts kann die Suche nach wissenschaftlicher Literatur, das Zitieren und das Ausformulieren in eigenen Worten (Paraphrasieren) erlernt werden. Sogar für das Erstellen eines Referates oder einer Präsentation im Hochschulkontext ist es notwendig, wissenschaftliche Quellen zu suchen, zusammenzufassen und zu paraphrasieren. Nur wer sich regelmäßig mit dem Thema wissenschaftlichen Schreibens auseinandersetzt, kann die Grundlagen und Prinzipien kennenlernen und verinnerlichen. Bereits für einen Bachelorabschluss ist es notwendig, die Grundlagen des wissenschaftlichen Arbeitens zu verinnerlichen, denn der Bachelorabschluss qualifiziert für ein weiterführendes Masterstudium. In diesem Abschnitt werden die Grundlagen des wissenschaftlichen Schreibens erläutert.

> Für Studien- oder Abschlussarbeiten gilt:
>
> 1. Thema durch Themensuche festlegen
> 2. Forschungsfrage formulieren
> 3. Titel formulieren
> 4. Gliederung erstellen
>
> ➜ Der Schreibprozess kann beginnen. Parallel dazu wird recherchiert, ausgewertet, neu strukturiert etc.

5.1 Wie schreibt man eine wissenschaftliche Arbeit?

Das wissenschaftliche Schreiben muss erlernt werden, die Studierenden profitieren von dieser Kompetenz aber über das Studium hinaus, z. B. werden Berichte im klinischen Kontext, die präzise formuliert sind, besser verstanden. Das Schreiben, der Schreibstil und der Sprachgebrauch können erlernt werden. Grundsätzlich gilt, wer viel übt, verbessert seine Schreibfähigkeiten. Außerdem gibt es zahlreiche Programme, Tools und technische Hilfsmittel, die, wenn sinnvoll eingesetzt, das Schreiben einer wissenschaftlichen Arbeit erleichtern können. Vor dem Einsatz von neuen Technologien sollten die Richtlinien der Institution beachtet werden oder es sollte fachlicher Rat eingeholt werden.

Das Studium bereitet Studierende in Etappen auf das Schreiben einer Bachelorarbeit vor. Zunächst lernen und üben die Studierenden das wissenschaftliche Arbeiten durch die Recherche von Literatur z. B. für Seminararbeiten, Berichte oder Handouts. Hausarbeiten oder Studienarbeiten sind eine gute Gelegenheit für Studierende, ihre Kompetenzen im wissenschaftlichen Arbeiten und Schreiben zu verbessern. In den Anfängen des wissenschaftlichen Schreibens ist es wichtig, eine gute Struktur und einen wissenschaftlichen Sprachgebrauch zu erlernen. Als nächstes wird das Strukturieren von Inhalten erlernt. Zum Schluss das Paraphrasieren, das heißt, das Zusammenfassen der Inhalte aus publizierten wissenschaftlichen Arbeiten, seien es Bücher oder Artikel, mit eigenen Worten. Im Idealfall erhalten die Studierenden also während ihres gesamten Studiums ein Schreibtraining und Feedback zu schriftlichen Ausarbeitungen, um gut vorbereitet die Bachelorarbeit anzustreben. Diese Fähigkeiten können im Selbststudium angeeignet werden (Gartner und Rotter 2021).

> **Beispiele**
>
> Häufige Fehlerquellen in Texten:
>
> - Subjektive Aussagen & persönliche Meinungen
> - Ungenauigkeit im Gebrauch von (Fach-)Termini
> - Fehlende Struktur
> - Rechtschreibfehler
> - Lange oder inhaltlose Sätze
> - Behauptungen durch fehlende Begründungen
> - Umgangssprache und Übertreibungen ◄

5.1.1 Welche fachlichen und methodischen Kompetenzen werden für das Verfassen einer wissenschaftlichen Arbeit benötigt?

Für das Schreiben einer wissenschaftlichen Ausarbeitung, sei es eine Studienarbeit oder eine Bachelorarbeit, werden sowohl fachliche/methodische Kompetenzen als auch soziale Kompetenzen erwartet. Die fachliche Kompetenz bezieht sich auf das Wissen und Können, das Lernende sich aneignen müssen. Hier geht es also um Kenntnisse des wissenschaftlichen Arbeitens, die zuvor erlernt werden müssen. Die methodische Kompetenz meint zum Beispiel die Recherchefähigkeiten, das Suchen und Entscheiden, welche Datenbanken passend und relevant sind, das strukturierte Herangehen an den Forschungsprozess und insbesondere die richtige Methodenwahl und Anwendung. Neben der fachlichen und methodischen Kompetenz fließen auch soziale Kompetenzen in die Bewertung mit ein. Dazu zählen das Selbstmanagement, das Zeitmanagement und die Arbeitsorganisation. Es ist zudem eine gewisse Flexibilität notwendig, denn eine wissenschaftliche Arbeit wird selten linear geschrieben. Es ist üblich, im Schreibprozess im Text hin und her zu springen. Gerade wenn es darum geht, eine Struktur zu entwickeln, kann mit dem Text gearbeitet werden. Dann werden Textpassagen umgesetzt, Kapitelüberschriften neu sortiert oder umformuliert. Dass das Schreiben ein Prozess ist, in dem mit dem Text abschnittsweise gearbeitet wird, sollte verinnerlicht werden. Einen Text linear also von „oben" nach „unten" zu schreiben, ist im wissenschaftlichen Kontext nicht gefordert und häufig auch nicht zielführend. Somit wird der Text je nach Fortschritt der entsprechenden Literatur oder des Studienverlaufs passagenweise verfasst (Garner und Rother 2021).

Um eine wissenschaftliche Arbeit schreiben zu können, sind Kernkompetenzen zu erlernen; dabei ist es wichtig, Schwerpunkte zu setzen und ein Thema einzugrenzen.

Kernkompetenzen für das wissenschaftlichen Schreiben:

1. Fachliche Kompetenz, z. B. inhaltlich, welcher thematische Schwerpunkt soll gesetzt werden und ein Problem als Forschungsfrage formulieren.
2. Methodische Kompetenz, z. B. Gliederung, Zitation und Recherchekompetenz.
3. Sprachliche Kompetenz, z. B. wissenschaftlicher Sprachgebrauch und Strukturierung von Inhalt auf Textniveau und auf Satzniveau, sowie Referieren und Paraphrasieren.

5.1.2 Wie formuliert man eine Forschungsfrage?

Die Formulierung der Forschungsfrage ist häufig ein Prozess, auf den sich die Studierenden einlassen müssen. Es kommt nur selten vor, dass eine Forschungsfrage auf Anhieb gut und passend formuliert ist. Es ist wahrscheinlicher, dass mehrere Entwürfe notwendig sind, bevor eine geeignete Frage für ein bestimmtes Thema gefunden wurde. Eine Untersuchungsfrage oder Forschungsfrage kann sich auch auf ein persönliches Interessengebiet beziehen.

▸ **Tipp**
Um den Prozess der Entwicklung einer Forschungsfrage zu erleichtern, kann die Klärung der folgenden Teilfragen den ersten Schritt im Prozess darstellen:

- Was interessiert Sie?
- Gib es ein bekanntes Problem, das Sie untersuchen wollen?
- Gibt es eine Frage, die Sie sich schon einmal gestellt haben?

Wenn Sie eine dieser Fragen beantworten können, wird die Untersuchungsfrage im nächsten Schritt konkretisiert:

5.1 Wie schreibt man eine wissenschaftliche Arbeit?

- Was wollen Sie wissen?
- Wie wollen Sie die Frage beantworten (Theorien, Methoden, Konzepte)?
- Womit soll die Frage beantwortet werden (Forschungsdesign, Material)?

Das Thema und das erste Konzept der Forschungsfrage müssen schließlich weiter eingegrenzt werden.

Die Wissenschaft ist wie ein Puzzle, das sich aus vielen kleinen Erkenntnissen zusammensetzt. Das bedeutet für die Forschungsfrage, dass diese ein Thema eingrenzt. Eine gelungene Forschungsfrage ist präzise formuliert und messbar. Präzise ist eine Forschungsfrage, wenn z. B. ein konkretes Problem beschrieben wird. Die bekannten Fragewörter, also die W-Fragen (Was?, Warum?, Wie?, Welche?) eignen sich sehr gut als Beginn einer Forschungsfrage. Es gilt, je konkreter die Forschungsfrage, umso klarer die gefundenen Ergebnisse. Das bedeutet, die Eingrenzung von Forschungsfragen ist ein Qualitätsmerkmal für gute Forschungsfragen. Studien- oder Abschlussarbeiten, die auf zu allgemeinen Forschungsfragen aufbauen, haben häufig keine deutliche Stringenz und das Fazit bleibt viel zu allgemein.

▶
- Forschungsfragen sind keine Ja-/Nein-Fragen!
- Forschungsfragen sollten ein spezifisches Thema eingrenzen und nicht zu allgemein formuliert sein.
Wenn dies der Fall ist, dann ist die Forschungsfrage überprüfbar.

Beispiel

Hier werden zwei Beispiele gezeigt, die zunächst **nicht** als Untersuchungsfrage geeignet sind, und umformuliert doch geeignet wären:

A) *Schwach: Wie beeinflusst die Erziehung das Verhalten?*
 Besser: Wie beeinflusst die Montessoripädagogik das Sozialverhalten von Kleinkindern?
B) *Falsch: Kann das Verhalten durch pädagogische Maßnahmen verbessert werden?*
 Besser: Wie kann das Sozialverhalten von Kleinkindern durch pädagogische Maßnahmen/Interventionen verbessert werden? ◀

Tab. 5.1 Fragetypen und Beispiele für die Formulierung einer Forschungsfrage

Fragetyp	Leitfrage
Beschreibung	Was ist der Fall? Wie sieht die „Realität" aus?
Gestaltung	Welche Maßnahmen sind geeignet, um ein bestimmtes Ziel zu erreichen?
Kritik/Bewertung	Wie ist ein bestimmter Zustand vor dem Hintergrund explizit genannter Kriterien zu bewerten?
Erklärung	Warum ist etwas der Fall?

(nach Nienhüser 1988)

Die erste Untersuchungsfrage (A) bezieht sich auf die Erziehung und das Verhalten. Problematisch ist hier, dass das Verhalten und die Erziehungsformen nicht eingegrenzt werden. Es wird nicht spezifiziert, welches Verhalten gemeint ist, z. B. Sozialverhalten oder emotionales Verhalten. Die zweite Untersuchungsfrage (B) ist eine Ja-/Nein-Frage und eignet sich damit nicht für wissenschaftliche Arbeiten. Untersuchungsfragen sollten demnach immer offen formuliert sein, um eine tiefere Auseinandersetzung mit dem Thema zu ermöglichen. Ansatzpunkte der Themeneingrenzung sind: örtliche Eingrenzung, zeitliche Eingrenzung, Eingrenzung nach Personengruppen, theoretische Grundlagen und methodische Kenntnisse. Je weiter die Fragestellung eingegrenzt wird, umso mehr Fokus und Stringenz erhält die Arbeit. Dabei kann auch der Fragetyp (siehe Tab. 5.1) unterschieden werden und nach den folgenden Gesichtspunkten weiter eingegrenzt werden:

▶ Mögliche Eingrenzungen der Forschungsfrage:

- Örtliche Eingrenzung
- Zeitliche Eingrenzung
- Eingrenzung nach Personengruppen
- Theoretische Grundlagen
- Methodische Grundlagen
- Mix aus verschiedenen Kategorien

Tab. 5.1 liefert Fragetypen und Beispiele für die Formulierung einer Forschungsfrage.

Beispiele

Formulierung einer Fragestellung zum Thema „Gesunde Ernährung" mit einer Themeneingrenzung und einer entsprechenden Publikation.

Örtliche Eingrenzung:
Wie unterscheidet sich die Ernährung in den mediterranen Ländern im Vergleich zu Deutschland? ➔The benefit of the Mediterranean diet–considerations to modify German food patterns. (Leonhäuser et al. 2004)
Zeitliche Eingrenzung:
Wie ernähren sich die Deutschen überwiegend im Jahr 2023?
➔Raus aus der Nische. Befundbericht der Forsa-Umfrage „Pflanzenbetonte Ernährung" (2023).
Eingrenzung nach Personengruppen:
Wie beeinflusst der regelmäßige Verzehr von Obst und Gemüse die kardiovaskuläre Gesundheit bei Erwachsenen im Alter von 18 bis 70 Jahren?
➔COPLANT-Studie: Größte Studie zu planzenbasierter Ernährung im deutschsprachigen Raum als Kooperationsprojekt vom BfR, MRI, IFPE & Universität Jena, Bonn, Heidelberg, Regensburg und Wien.
Theoretische Grundlagen:
Welchen Einfluss hat der sozio-ökonomische Status auf die Ernährung?
➔Wie beeinflusst die soziale Ungleichheit das Ernährungsverhalten von Erwachsenen in urbanen Gebieten? (Fekete & Weyers 2016)
Methodische Grundlagen:
Wie kann man den Einfluss von Ernährungsgewohnheiten auf die Gesundheit messen?
➔Wie kann man den Einfluss von mediterraner Ernährung auf Herz-Kreislauf-Erkrankungen messen?
Mix:
Welchen Einfluss hat der sozio-ökonomische Status von Kindern und Jugendlichen aus Deutschland auf die Ernährung?
➔Adherence to food based dietary guidelines among adolescents in Germany according to socioeconomic status and region – Results from EsKiMoII (Brettschneider et al. 2021).◄

▶ **Tipp**
Das PICO-Modell eignet sich für die Formulierung von Forschungsfragen mit medizinischem Kontext, um konkrete und überprüfbare Fragestellungen zu formulieren:

- P (Patient): Patient/Population
- I (Intervention): Intervention
- C (Comparison): Vergleich
- O (Outcome): Ergebnis

Nach dem PICO-Schema enthält die Forschungsfrage die folgenden Elemente:

- Wer soll untersucht werden? (P)
- Wie oder mit welcher Behandlungsmethode (I)
- Wer fungiert als Kontrollgruppe? (C)
- Was wird gemessen? (O)

Beispielhafte Forschungsfrage nach dem PICO-Modell:
    Inwieweit beeinflusst eine tägliche Meditation (I) das Stressniveau (O) von Studierenden (P) im Vergleich zu Studierenden, die nicht meditieren (C) (Schweizer et al. 2025)?

5.1.3 Wie wählt und formuliert man einen Titel?

Aus der Forschungsfrage ergibt sich die Forschungsmethode und damit auch die Formulierung eines Titels. Es gibt Fachdisziplinen, wie z. B. die Medizin, in denen es üblich ist, die Forschungsfrage als Titel zu verwenden, zwingend notwendig ist dies in den Sozialwissenschaften z. B. aber nicht. Es kann mitunter sogar sinnvoll sein, einen allgemeineren Titel zu wählen. In Tab. 5.2 werden Formulierungshilfen und Beispiele für die Wahl eines Titels präsentiert, nachdem ein Thema gewählt wurde.

5.1.4 Wie ist eine wissenschaftliche Arbeit aufgebaut?

Alle wissenschaftlichen Arbeiten folgen der gleichen Struktur:

- Einleitung
- Methode
- Ergebnisse
- Diskussion

Ein wissenschaftlicher Text wird auf zwei Ebenen strukturiert. Zunächst wird der Text mithilfe von Kapitelüberschriften strukturiert. Dabei ist darauf zu achten,

5.1 Wie schreibt man eine wissenschaftliche Arbeit?

Tab. 5.2 Formulierungshilfen für die Titelwahl

Struktur	Aufbau	Beispiel
Grundstruktur	[Intervention] für [Problem]	Antibiotika bei akuter Bronchitis
Vergleich zweier aktiver Interventionen	[Intervention A] versus [Intervention B] für [Gesundheitsproblem]	Vergleich von Sport und Yoga bei chronischem Stress
Eingrenzung der Personengruppe oder des Orts für die Intervention	[Intervention] für [Gesundheitsproblem] in [Personengruppe/Ort]	Krankenhausgeburt versus geplante Hausgeburt
Ziel der Intervention	[Intervention] zur Vorbeugung und/oder Behandlung von [Gesundheitsproblem]	Vitamin C zur Vorbeugung und/oder Behandlung von Erkältungskrankheiten

(Quelle: Kapitel II: Planung eines Cochrane Reviews | Cochrane-Schulung)

dass man mit allgemeinen Themen, die eine Relevanz für die Forschungsfrage haben, beginnt und dann zu konkreteren Themen, die sich ebenfalls auf die Forschungsfrage beziehen, hinarbeitet. Danach ist darauf zu achten, dass die einzelnen Kapitel und Abschnitte ebenso strukturiert sind. Auch diese beginnen mit einem allgemeineren einleitenden Satz und werden dann konkreter. Es ist nicht erwünscht, dass sich ein neuer Abschnitt auf einen vorhergehenden Abschnitt bezieht. Die Kapitel und Abschnitte sollen für sich alleine stehen. Somit richtet sich die Gliederung nach der Fragestellung.

▶ Es wird von allgemeinen Themen hin zu der konkreten Fragestellung gegliedert. Die inhaltliche Gliederung entspricht hier einer Sanduhr (siehe Abb. 5.1).

▶ - Der Titel der Arbeit soll den Inhalt widerspiegeln.
- Die Kapitel und Abschnitte geben den Inhalt des Textes darunter wieder.
- Stringenz/roter Faden – durch eine klare Struktur, das Thema deutlich herauszuarbeiten, die Forschungsfrage zu formulieren und diese zu beantworten.
- Frage so weit wie möglich thematisch eingrenzen.

Abb. 5.1 Zwei Dreiecke symbolisierten den Strukturierungsprozess für einen wissenschaftlichen Text. Die Spitze des oberen Dreiecks zeigt nach unten, die Spitze des unteren Dreiecks nach oben. Zwischen den beiden Spitzen steht die Fragestellung

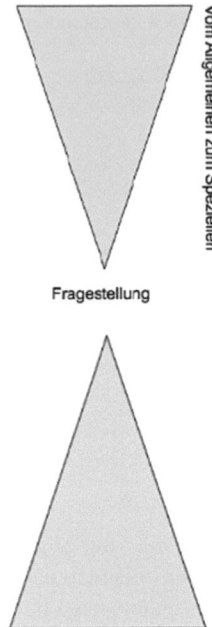

- Es ist sinnvoll, Texteinschübe und Absätze gezielt zu wählen, um deutlich zu machen, dass in jedem Absatz nur ein Thema besprochen wird. Laut APA 7 muss ein Absatz aus mindestens 3 Sätzen bestehen.
- Referenzen/Quellen müssen mindestens pro Absatz angegeben werden (siehe APA 7). Alle Informationen, die nicht dem Allgemeinwissen entsprechen, müssen mit Quellen belegt werden.
- Wörtliche Zitate (➔siehe APA 7) sollten hier nur sparsam verwendet werden. Der zu zitierende Inhalt wird *paraphrasiert,* das bedeutet, mit eigenen Worten wiedergegeben und anschließend mit einem Verweis (➔siehe APA 7 style) versehen.

Zusammenfassung/Abstract = maximal ½ Seite
    Abbildungsverzeichnis/Abkürzungen/Hilfsmittelverzeichnis,   falls nötig

> **Einleitung:** (in das Thema) = Die erste Seite endet mit der Untersuchungsfrage.
> *Theoretischen Teil* weiter untergliedern, von allgemein hin bis zur Hypothese. Aussagen mit Quellen belegen.
> Theoretischer Teil endet ggf. mit H0/H1 bei quantitativer Studie.
>
> Beachten: Die Einleitung fängt sehr allgemein an und wird dann sehr konkret auf das eigentliche Thema hin gegliedert, nach dem Sanduhrprinzip (siehe Abb. 5.1).

Beispiele

Beispiel für eine Forschungsfrage und Gliederung aus einer Bachelorarbeit von C. Schachinger (2024):

Forschungsfrage: Inwieweit beeinflusst die Teilnahme an Deeskalationstrainings die Selbstwirksamkeitserwartung bei Mitarbeitenden der Notaufnahme im Hinblick auf den Umgang mit aggressivem Verhalten durch Patient:innen und Angehörige?

Auszug aus dem Inhaltsverzeichnis:

1. Einleitung
2. Theoretischer Rahmen
    2.1 Aggression und Gewalt am Arbeitsplatz
    2.2 Ursachen, Ausmaß und Formen von Aggression und Gewalt in der Notaufnahme
3. Deeskalationstraining
4. Selbstwirksamkeitserwartung ◄

5.2 Wie formuliert man wissenschaftliche Aussagen?

Verallgemeinerungen und Behauptungen müssen umformuliert werden und gehören nicht in eine wissenschaftliche Arbeit. Aussagen in wissenschaftlichen Arbeiten werden auf belegbare Tatsachen mithilfe von Studien und anderen wissenschaftlichen Belegen beschränkt und entsprechend mit Quellenverweisen versehen.

Beispiele

> Keine wissenschaftliche Aussage:
> Lernende können sich heute viel schlechter konzentrieren. Früher habe ich mich als Berufsschullehrerin zumindest auf die Vermittlung des relevanten Lernstoffs konzentrieren können. Heute bin ich im Unterricht die ganze Zeit damit beschäftigt, die Lernenden zu bitten, sich ruhig zu verhalten und sich zu konzentrieren. Frau K., Lehrerin an einer Berufsfachschule
>
> Beispiel für eine wissenschaftliche Aussage mit Quellenangabe:
> Leistungsdruck und Prüfungsangst können die Konzentrationsfähigkeit von Erwachsenen negativ beeinflussen (Siemonsen und Stelzer 2025).
>
> Angabe im Literaturverzeichnis:
> Siemonsen, K., & Stelzer, J. (2025). Prüfungsangst im Studium: Wenn die Angst blockiert: Strategien und Unterstützung bei Prüfungsstress., 6(1), API Studentisches Magazin der HAW Hamburg. https://doi.org/10.15460/apimagazin.2025.6.1.234 ◄

Die Aussage von Frau K. bezieht sich lediglich auf ihr persönliches Empfinden, das heißt, die Aussage ist subjektiv und nicht objektiv gemessen. Werturteile und persönliche Meinungen sind nicht wissenschaftlich und gehören nicht in wissenschaftliche Ausarbeitungen. Frau K. beschreibt außerdem ihre persönliche Beobachtung der Lernenden an einer Berufsfachschule. Ob diese Beobachtung auch auf andere Lehrer:innen zutrifft, muss erst überprüft werden. Es müssen empirische Daten erhoben werden. Frau K. sagt außerdem, dass die Lernenden sich viel schlechter konzentrieren können. Es bleibt unklar, was genau bzw. in welcher Situation die Konzentration schlechter ist. Das bedeutet, die Aussage ist zu allgemein. Die Situation, auf die sich diese Aussage bezieht, muss klar umschrieben werden bzw. Begrifflichkeiten müssen definiert werden. Der Aussage von Frau K. liegen keine Daten zugrunde. Das bedeutet, für eine wissenschaftliche Aussage müssten relevante Daten der Lernenden mithilfe einer repräsentativen Stichprobe an einer Berufsfachschule erhoben werden.

Beispiel

Widerspruch zu etabliertem Wissen

- Ignorieren von Evidenzen und Beharren auf Aussagen, die im Widerspruch zu ausreichend wissenschaftlich belegtem Wissen stehen, z. B. Diskurs zum Thema Impfung, wenn Forschungsergebnisse ignoriert oder selektiv genutzt werden.
- Bezugnehmen auf Pseudowissenschaften oder Alltagstheorien. Das sind Annahmen oder Behauptungen, die auf Fehlinformationen und falschen Interpretationen basieren.

- Küchenpsychologie nutzen, also psychologische Einschätzungen treffen, ohne über ein angemessenes Fachwissen zu verfügen. Es fehlen Kenntnisse des aktuellen Wissensstandes und der Studienlage in der Psychologie.◄

Im Gegensatz zu den oben aufgeführten Beispielen sind wissenschaftliche Aussagen immer objektiv und können überprüft werden.

5.2.1 Was ist ein Plagiat?

Ein Plagiat ist geistiger Diebstahl; dabei werden Ideen, Gedanken oder Erkenntnisse Anderer als eigene ausgewiesen. Fehlende oder falsche Quellenangaben in wissenschaftlichen Ausarbeitungen können dazu führen, dass ein Plagiat gefunden wird. Plagiate verstoßen gegen die wissenschaftliche Haltung und können im schlimmsten Fall zu einer Exmatrikulation für Studierende führen. Hochschulen oder Universitäten verwenden in der Regel Plagiatssoftware, um eingereichte wissenschaftliche Ausarbeitungen auf Plagiate zu überprüfen. Verdächtige Stellen werden so kenntlich gemacht und in einem Bericht aufgeführt, zusammen mit einer prozentualen Angabe von problematischen Textstellen (APA, 7ed).

Ein Selbstplagiat kann ebenfalls als Plagiat gezählt werden, wenn z. B. Inhalte aus einer Studienarbeit für eine Abschlussarbeit übernommen werden. Die Inhalte einer Studienarbeit wurden bereits einmal verwendet und dürfen demnach nicht eins zu eins in einer anderen Arbeit verwendet werden. Eine weitere Form des Selbstplagiats ist das Wiederverwenden einer Ausarbeitung für ein bestimmtes Fach in einem anderen Fach. Ohne die Zustimmung der Hochschule kann auch dies als Plagiat gewertet werden. Das Selbstplagiat entspricht nicht der wissenschaftlichen Haltung und wird als unethisch betrachtet.

Eine weitere Form des Plagiats ist *patchwriting* (APA, 7ed). Diese Form des Plagiats tritt auf, wenn Studierende vermeintlich paraphrasieren, indem sie aus der ursprünglichen Textpassage der Quelle, die sie zitieren möchten, lediglich Wörter auslassen oder ergänzen, bzw. den Satzbau verändern, indem sie z. B. Wörter kürzen. Wenn die Wiedergabe der Textpassage also zu nah an der Originalquelle bleibt, ist die Rede von *patchwriting*.

Beispiele für Plagiate:

- Gedanken oder Ideen werden als eigene Erkenntnisse dargestellt.
- Die aus Quellen übernommenen Inhalte werden nicht kenntlich gemacht.
- Eigene, bereits eingereichte Arbeiten werden in einem anderen Kontext wiederverwendet.

▶ Es gibt Plagiatssoftware als Freeware, um seine eigene Arbeit zu überprüfen. Allerdings ist das Ergebnis der hochschuleigenen Plagiatssoftware immer ausschlaggebend für die Bewertung von Studien- oder Abschlussarbeiten hinsichtlich eines Plagiats.

5.2.2 Wie zitiert man richtig?

Studierende stehen häufig vor der Frage, ob eine Textpassage mit einer Quelle belegt werden muss und falls ja, wie das Zitieren und die Angabe von Quellen ganz konkret auszusehen hat. Grundsätzlich kann man zunächst davon ausgehen, dass jede Information, die nicht allgemein bekannt ist, oder unter die Allgemeinbildung fällt, mit Quellen belegt werden muss. Außerdem kann man davon ausgehen, dass man eine Studienarbeit oder eine Bachelorarbeit für ein Fachpublikum schreibt. In diesem Zusammenhang bedeutet Paraphrasieren, dass eine Aussage oder eine Textpassage aus einer Quelle in eigenen Worten wiederzugeben ist. Mit dieser Technik verhindert man Plagiate, wenn man anschließend eine Quelle zum paraphrasierten Text hinzufügt.

▶ Weiterführende Literatur:

- APA 7 Manual und/oder apastyle.org.

Beispiele

Ein wörtliches Zitat muss nach APA in Anführungszeichen und der Seitenzahl in der Quellenangabe angegeben werden:
„Sachbücher […] bieten, […], einen möglichen Ausweg aus einem Dilemma […]" (Nohl 2024; S. 681).
Die Paraphrase:

5.2 Wie formuliert man wissenschaftliche Aussagen?

Mithilfe von Sachbüchern können Erwachsenen lernen und sich orientieren, wobei eine Erziehung durch solche der Selbstständigkeit und Unabhängigkeit von Erwachsenen entgegensteht (Nohl 2024).
Angabe im Literaturverzeichnis:
Nohl, A. M. (2024). Erwachsenenerziehung durch Sachbücher? *ZfW* 47, 669–684. https://doi.org/https://doi.org/10.1007/s40955-025-00307-2◄

Im Literaturverzeichnis werden alle Quellen, die im Text verwendet wurden, aufgelistet. Nach APA 7 ist das Literaturverzeichnis alphabetisch sortiert. Fußnoten oder Nummerierungen sind laut APA 7 nicht vorgesehen. Die Autoren werden mit Nachnamen und abgekürztem Vornamen notiert. Die Jahreszahl steht im Klammern. Je nachdem ob ein Buch, eine Zeitschrift oder eine Internetquelle zitiert wird, gibt es Besonderheiten zu beachten. Hierfür empfiehlt sich ein Blick in das APA 7 Manual.

► **Tipp**
Ist ein E-Book eine Internetquelle?
Häufig sind Studierende verunsichert, ob ein E-Book oder ein E-Paper als Internetquelle angegeben werden müssen. Die Antwort ist „nein". Auch wenn diese Quellen im Internet zu finden sind, handelt es sich hierbei um das ursprüngliche Medium „Buch" oder „Zeitschriftenartikel" und wird als solches zitiert.

Neben APA 7 gibt es noch weitere Zitationsstile, die je nach Studiengang oder Fakultät erwünscht oder sogar gefordert werden. Es gibt Hochschulen, die keine klare Vorgabe zum Zitationsstil haben, sondern lediglich fordern, dass ein Zitationsstil durchgängig eingehalten wird. Es ist zu empfehlen, sich im Vorfeld mit den Anforderungen der Hochschule bezüglich der korrekten Zitation vertraut zu machen.

Beispiel

Auswahl an Zitationsstilen:

- APA (7 ed.)
- DGP
- Harvard Zitationsstil
- Fußnoten◄

5.2.3 Wie ist der wissenschaftliche Sprachstil?

Das Schreiben einer wissenschaftlichen Arbeit bedeutet, dass Fakten, Tatsachen und weitere Informationen aus Quellen, also wissenschaftlichen Publikationen, übernommen werden unter Angabe der Quelle(n), mithilfe eines Zitationsstils. Dabei legt jede Fakultät im Vorfeld einen Zitationsstil fest oder erlaubt die freie Wahl. Unklarheiten zum Zitationsstil müssen im Vorfeld geklärt werden.

Wissenschaftliche Publikationen haben eine sehr hohe Informationsdichte, damit ist es nicht möglich, alle Inhalte wiederzugeben. Es ist sinnvoll, lediglich die Informationen zusammenzufassen, die für die Beantwortung der eigenen Fragestellung Relevanz haben.

Die wissenschaftliche Sprache unterscheidet sich vom gängigen Sprachgebrauch. Der wissenschaftliche Sprachgebrauch zeichnet sich insbesondere dadurch aus, dass dieser präzise und eindeutig ist. In diesem Zusammenhang wird auf zeilenfüllende Umschreibungen verzichtet, es werden Fachbegriffe verwendet und eine Mehrdeutigkeit wird durch Definitionen ausgeschlossen. Neben der Präzision ist die Sachlichkeit ein weiterer wichtiger Punkt der wissenschaftlichen Sprache. Hierfür werden Fakten beschrieben und Aussagen durch wissenschaftliche Belege, im besten Fall durch Primärquellen belegt. Die Aussagen sind bewusst neutral formuliert, das heißt, sie sind wertfrei und nicht emotional geladen. In diesem Zusammenhang werden Passivkonstruktionen verwendet, wie z. B. „Es wurde festgestellt, dass (…)".

> **Beispiel**
>
> Beispiel Alltagssprache: „Das Experiment hat nicht funktioniert."
> Beispiel wissenschaftlicher Sprachgebrauch: „In dieser Studie konnte die Versuchsanordnung die erwarteten Ergebnisse nicht reproduzieren."◄

Zudem werden Formulierungen angestrebt, die alle Geschlechtsidentitäten berücksichtigen sowie diskriminierungsfrei sind. Die Berücksichtigung aller Geschlechtsidentitäten ist zum Teil freiwillig, aber zeitgemäß. Laut APA 7 ist die Berücksichtigung aller Geschlechtsidentitäten im wissenschaftlichen Sprachgebrauch erwünscht.

▶ Im Internet sind auf diversen Websites Formulierungshilfen für den diskriminierungsfreien und geschlechtssensitiven Sprachgebrauch zu finden.

5.2.4 Was ist Prägnanz im wissenschaftlichen Schreibstil?

Prägnanz im wissenschaftlichen Schreibstil meint, die vorhandenen Informationen, z. B. aus einer Publikation, auf das Wesentliche zu reduzieren und zusammenzufassen. Für die Prägnanz kann davon ausgegangen werden, dass der Leser/die Leserin einer Studien- oder Abschlussarbeit vom Fach ist, das heißt, mit der Fachdisziplin vertraut ist. Das bedeutet, er/sie hat Vorwissen und auf Worterklärungen oder Definitionen, die zum Sprachgebrauch dieser Fachdisziplin gängig sind, kann verzichtet werden. Spezifische Begriffe für das Thema, um die Verständlichkeit zu gewährleisten, müssen trotzdem erklärt werden, aber kurz. Für die Prägnanz wird auf lange Sätze, länger als 3 Zeilen, in der Regel verzichtet. Es geht also nicht darum, eine gewisse Seitenzahl zu erreichen, z. B. mithilfe von Füllwörtern. Ganz im Gegenteil, kurz und präzise soll der wissenschaftliche Sprachstil sein. Dadurch erzielt man eine Schlüssigkeit im Text, die auch als Stringenz bezeichnet wird. Ein Text, der gut strukturiert ist, keine Füllwörter enthält und verständlich formuliert ist, wird als inhaltlich konsistent bezeichnet.

> Kurz und prägnant ist der wissenschaftliche Sprachstil:
>
> - Fokus auf das Wesentliche.
> - Keine Füllwörter verwenden.
> - Vorwissen kann vorausgesetzt werden.
> - Kurze Sätze formulieren.
> - Präzise Formulierungen verwenden.

5.3 Wie visualisiert man in wissenschaftlichen Arbeiten?

Die Visualisierung in wissenschaftlichen Arbeiten ist dazu da, die Inhalte zusammenzufassen und vereinfacht darzustellen. Kreative Visualisierungen sind nicht erwünscht. Somit beschränken sich die Visualisierungen auf Diagramme, Grafiken und Tabellen. Es wird nur das Notwendigste in einer Tabelle oder einem Diagramm präsentiert, um den Textfluss und das Textverständnis zu unterstützen. Tabellen und Diagramme dienen dazu, den Inhalt verständlich zu präsentieren. Wenn eine Visualisierung keinen Mehrwert für das Textverständnis hat, dann sollte auf diese verzichtet werden. Visualisierungen werden hauptsächlich im Ergebnisteil einer wissenschaftlichen Arbeit als Tabellen, Diagramme und weitere Grafiken präsentiert. Weitere Darstellungen in der Einleitung oder in der Diskussion sind ebenfalls möglich.

▶ Die im Ergebnisteil präsentierten Tabellen und Diagramme müssen dem Zitierstil konform gestaltet sein. Dazu müssen z. B. die Richtlinien und Vorgaben von APA beachtet werden.

5.4 Was sind die Richtlinien für die KI-Nutzung?

Die meisten Hochschulen haben KI-Richtlinien veröffentlicht, die eine Nutzung der KI in den meisten Fällen als Hilfsmittel erlauben. Trotzdem ist es zwingend notwendig, dass der Verfasser/die Verfasserin einer Studien- oder Abschlussarbeit sich im Vorfeld zu den KI-Richtlinien der Hochschule/Universität informiert. In vielen Fällen ist die Nutzung von KI-Tools als Hilfsmittel erlaubt, wenn der Einsatz von KI nachvollziehbar ist. Das bedeutet, dass beispielsweise ein Promptverzeichnis angelegt werden muss und/oder die verwendeten KI-Tools in einem Hilfsmittelverzeichnis notiert werden müssen.

5.5 Wie korrigiert man die eigene Arbeit?

Die eigene wissenschaftliche Ausarbeitung wird mehrmals Korrektur gelesen, jeweils mit dem Augenmerk auf einen anderen Aspekt. Ähnlich wie beim Lesen von wissenschaftlichen Studien, die quergelesen werden, korrigiert man auch einen selbstverfassten Text. Dabei geht man passagenweise vor und legt den Fokus jeweils auf verschiedene Punkte. Das heißt konkret, man liest den Text einmal Korrektur und achtet auf den roten Faden, beim nächsten Lesen achtet man z. B. auf die Quellen und beim erneuten Lesen auf den Sprachstil.

Das Augenmerk beim Editieren liegt auf folgenden Aspekten:

- Inhaltlich – Werden Begriffe erklärt, ist der Text nachvollziehbar?
- Sprachlich – Ist die Ausdrucksweise formal? Gibt es unnötige Füllwörter? Sind die Sätze nicht zu lang, z. B. über mehrere Zeilen? Gibt es Wiederholungen von Formulierungen, die umformuliert werden müssen?
- Formal – Was ist in den Vorgaben zu beachten? Sind Zitate, Quellen und Literaturverzeichnis korrekt?

5.6 Wie kann man den Schreibprozess beginnen?

Die Richtlinien zum wissenschaftlichen Schreiben, sowie die Vorgaben zur Formatierung zu beachten und gleichzeitig die Recherche von Literatur durchzuführen kann dazu führen, dass sich Studierende schnell überfordert fühlen. Um den Schreibprozess zu erleichtern, gibt es zahlreiche Methoden. Dazu zählt auch das Freie Scheiben (siehe auch Freewriting; Wolfsberger 2010).

▶ Mit dem Text wird gearbeitet; dieser wird nicht linear, von oben nach unten verfasst, sondern es ist üblich, in verschiedene Passagen zu springen, zu editieren, zu ergänzen oder Notizen für eine spätere Bearbeitung einzufügen.

Im Freien Schreiben geht es darum, Sicherheit im Schreibprozess zu gewinnen, in dem man seine Ideen einfach formuliert, ohne große Korrekturen vorzunehmen oder den Schreibfluss durch Recherchen zu unterbrechen. Diese Methode erfordert zunächst eine gewisse Überwindung, weil die Formulierungen vielleicht holprig erscheinen oder noch nicht das für sich selbst erwartete Niveau oder den wissenschaftlichen Sprachstil zeigen. Der Verfasser/die Verfasserin, der/die das Freie Schreiben in der Anfangsphase einer schriftlichen Ausarbeitung nutzt, muss sich mit der Unvollkommenheit des Geschriebenen zunächst annehmen und als Prozess betrachten. Wenn das Gerüst dann formuliert ist, kann im nächsten Arbeitsschritt das Überarbeiten und Vollenden des Geschriebenen begonnen werden. Der Vorteil dieser Schreibmethode liegt darin, dass das eigene Selbstbewusstsein während des Schreibens gestärkt wird und sich eine gewisse Freude über den erreichten Fortschritt einstellt.

▶ Weiterführende Literatur:

- Wolfsberger, J. (2010). Frei geschrieben: Mut, Freiheit und Strategie für wissenschaftliche Abschlussarbeiten. 3. Auflage. Böhlau utb, Wien.

5.7 Wie entsteht eine Schreibblockade?

Das Schreiben einer wissenschaftlichen Ausarbeitung ist erlernbar. Trotzdem zeigen Umfragen, dass sich Studierende häufig unsicher beim wissenschaftlichen Schreiben fühlen und Schwierigkeiten haben, Texte nach bestimmten wissenschaftlichen Kriterien zu schreiben (Dittmann et al. 2003; Pospiech 2005).

▶ Weiterführende Literatur:

- Dittmann, J., Geneuss, K. A., Nennstiel, C., & Quast, N. A. (2003). Schreibprobleme im Studium–eine empirische Untersuchung. *Wissenschaftlich schreiben–lehren und lernen*, 155–185.
- Gartner, S., & Rotter, M. (2021). Der Umgang mit Herausforderungen im Schreibprozess in der studentischen Schreibberatung. *Zeitschrift für interdisziplinäre Schreibforschung*, 4, 101–119.

Gartner und Rotter (2021) haben die Herausforderungen im Schreibprozess unter Studierenden untersucht und deren Umgang mit diesen. Die Erkenntnisse dieser Studie zeigen, dass die Anfangsphase einer Studien- oder Abschlussarbeit als besonders herausfordernd empfunden wird, weil häufig die Schreiberfahrung fehlt. Zu dieser herausfordernden Anfangsphase zählt die Themenfindungsphase und die Formulierung einer Forschungsfrage. In diesem Zusammenhang sprechen Gartner und Rotter (2021) von einer Überforderung durch Unerfahrenheit und damit einhergehend einem Schreibproblem oder sogar einer Schreibblockade.

▶ Überforderung im Schreibprozess durch Unerfahrenheit ist nicht ungewöhnlich. Helfen können:

- Schreibgruppen, denen man sich anschließen kann
- Schreibwerkstatt oder Schreibberatung an der Hochschule oder Universität
- Gespräch mit dem/der Dozenten/in
- Workshops zum Thema Schreiben oder im Selbststudium

5.8 Wie überwindet man eine Schreibblockade?

Angst, Perfektionismus, Zeitdruck, fehlende Erfahrungen oder negative Erfahrungen aus der Schulzeit können zu Schreibblockaden führen (Keseling 2013). Die Gründe für Schreibblockaden können vielfältig, aber auch sehr individuell sein. Deshalb ist es wichtig, sich zunächst mit den persönlichen Gründen für eine Schreibblockade auseinanderzusetzen.

> Reflexionsfragen, um mögliche Gründe für eine Schreibblockade zu ergründen:
>
> - Fehlen Fertigkeiten zum Schreiben einer wissenschaftlichen Ausarbeitung?
> - Ruft der Schreibprozess eine starke emotionale Reaktion hervor, z. B. Frust oder Angst? Handelt es sich um eine Angst, die über den als normal empfundenen Rahmen hinausgeht?
> - Ist das Geschriebene nie gut genug? Perfektionismus kann hier hemmend wirken.
> - Ist Zeitdruck ein Ideenräuber?

Fehlende Schreiberfahrung kann schnell zu einer Überforderung führen, in diesem Fall ist eine Auseinandersetzung mit den wichtigsten Grundlagen des wissenschaftlichen Schreibens im Selbststudium sinnvoll, um diese Wissenslücken zu schließen, bevor der eigentliche Schreibprozess beginnen kann. Häufig ist es auch hilfreich, in Publikationen nachzuschauen, um Fragen zur Formatierung, Gestaltung oder Zitation zu klären. Die veröffentlichten wissenschaftlichen Publikationen können in diesem Fall als Vorlage dienen.

Wenn der Schreibprozess eine starke emotionale Reaktion hervorruft, z. B. Angst, handelt es sich vielleicht um eine angelernte Reaktion, welche z. B. durch häufige negative Schreiberfahrungen aus Schulzeiten begründet ist. Die Angst, wieder zu versagen, könnte sich manifestiert haben. In dieser Situation können eine Relativierung und positive Gedanken durch Zuspruch helfen. Ängste sind sehr komplex und individuell. Ist Angst oder Versagensangst ein Grund für eine Schreibblockade, dann ist es sinnvoll, mit einer Vertrauensperson an der Hochschule oder Universität zu sprechen.

Hat man das Gefühl, dass der verfasste Text nie gut genug ist, dann könnte das Arbeitsverhalten oder Perfektionismus die Ursache für den gehemmten Schreibprozess sein (Keseling 2013). Sich selbst zuzugestehen, Fehler machen zu dürfen, kann ein erster Schritt sein, sich von diesem Perfektionismus zu lösen. In der

Anfangsphase des Schreibprozesses kann das freie Schreiben eine Möglichkeit darstellen, sich vom Perfektionismus zu lösen und zunächst alle Ideen und Gedanken zu einem Thema niederzuschreiben.

Zeitdruck kann sowohl positiv als auch negativ sein. Ein gewisser Zeitdruck kann somit unter bestimmten Umständen zu Motivation führen. Ist der Zeitdruck allerdings zu groß geworden und ist vielleicht sogar eine fristgerechte Abgabe gefährdet, kann dieser Umstand überfordern und zu einer Schreibblockade führen. In diesem Fall ist es wichtig, im Vorfeld genügend Zeit für den Schreibprozess einzuplanen, z. B. nach der SMART-Methode oder eine tabellarische Übersicht der Aufgaben und der dafür benötigten Zeit zu erstellen.

▶ **Tipp**
Neue Schreibstrategien entwickeln, z. B.
Planungsstrategien überdenken:

- Freies Schreiben zulassen.
- Mit einer groben Struktur beginnen und dann schrittweise abarbeiten oder Abschnitte formulieren und dann zu einem Ganzen zusammensetzen.

Überarbeitungsstrategien entwickeln:

- Fokus beim Korrekturlesen immer nur auf einen Gesichtspunkt lenken:
    - Inhaltlich
    - Sprachlich
    - Formatierung
    - Zitation

▶ Weiterführende Literatur:

- Kruse, O. (2018) Lesen und Schreiben. Der richtige Umgang mit Texten im Studium, 3., überarbeitete und erweiterte Auflage, Konstanz
- Fitzke, D. (2018). 30 min Schreibblockaden lösen. GABAL Verlag

5.9 Was sind die Bewertungsmaßstäbe für wissenschaftliche Arbeiten?

Für die Bewertung von wissenschaftlichen Arbeiten erstellt jede Hochschule oder Universität eigene Bewertungsmaßstäbe; diese können zwischen den Fakultäten oder Fachbereichen auch abweichen. Deshalb ist es ratsam, sich mit den Bewertungskriterien der Fakultät, der der Studiengang zugehörig ist, vertraut zu machen. Für die Bewertung von wissenschaftlichen Arbeiten sind formale Kriterien einzuhalten. Die Bewertungskriterien werden von den Hochschulen im Vorfeld veröffentlicht. Fragen zu Bewertung sollten direkt mit dem Prüfer/der Prüferin geklärt werden. Neben formalen Kriterien, der inhaltlichen Qualität und Aspekten zur Struktur fließt auch das Zeitmanagement und die Selbstständigkeit der Bearbeitung in die allgemeinen Bewertungsrichtlinien mit ein.

Neben den hochschuleigenen Bewertungsmaßstäben kann davon ausgegangen werden, dass die inhaltliche Qualität, die Erhebungsmethode, die Struktur und formale Kriterien erfüllt wurden.

Für die Bewertung der inhaltlichen Qualitäten wird geprüft:

- ob die Themenwahl und Problemstellung relevant und konkret behandelt wurde.
- Es wird die fachliche Tiefe untersucht und bewertet, ob relevante und aktuelle Literatur verwendet wurde.
- ob die gewählte Erhebungsmethode passend gewählt wurde und inwieweit eigene Ideen eingebracht wurden.
- ob die Ergebnisse richtig und verständlich dargestellt wurden.
- ob die Forschungsfrage beantwortet wurde.
- ob ein Ausblick für weitere Forschungsprojekte gegeben wird und ob Limitationen thematisiert werden.
- ob die Schlussfolgerung aus den Ergebnissen abzuleiten ist.

Für die Bewertung der Struktur wird geprüft, ob die Gliederung deutlich, logisch und stringent in der gesamten Arbeit eingehalten wird, damit der Leser/die Leserin durch die Arbeit geführt wird. Die Einhaltung der Struktur erleichtert das Textverständnis und führt den Leser/die Leserin durch die Arbeit. Für eine gute Struktur muss die Relevanz des Themas zu Beginn der Einleitung kurz thematisiert werden. Auch dies wird für die Bewertung berücksichtigt. Die

Zusammenfassung sollte eine ½ Seite nicht überschreiten. Es empfiehlt sich, 1–2 Sätze für die Einleitung in der Zusammenfassung zu planen. 1–2 Sätze zur Methode, 1–2 Sätze für die Ergebnisse und 2–3 für die Diskussion und das Fazit.

> Für die Qualität der wissenschaftlichen Arbeit wird bewertet:
>
> - ob der Zitationsstil stimmig und durchgängig korrekt ist. Damit ist gemeint, ob die Vorgaben dazu eingehalten wurden und ob der Zitationsstil durchgängig korrekt genutzt wurde.
> - Die Auswahl und Qualität der Primär- und Sekundärliteratur wird geprüft. Es wird bewertet, ob fachlich korrekte und relevante Literatur verwendet wurde.
> - ob der Text im Aufbau stringent ist.

Insgesamt fließen somit drei große Bereiche in die Bewertung mit ein. Zuerst wird die inhaltliche Qualität der Studien- oder Abschlussarbeit kontrolliert. Als Zweites wird die Struktur des Textes und der Aufbau, also die Stringenz bewertet. Als Drittes werden die wissenschaftlichen und formalen Kriterien bewertet, also die Qualität der Literaturauswahl, die Zitation und insgesamt die wissenschaftliche Qualität.

Die inhaltliche Qualität einer wissenschaftlichen Ausarbeitung bezieht sich auf die Themenwahl und Passung des Themas, wie innovativ das Thema ist und inwieweit die Fragestellung konkretisiert wurde. Außerdem wird bewertet, ob das Thema nur oberflächlich behandelt wurde oder ob eine fachliche Tiefe erreicht wurde. Diese erreicht man z. B. durch eine Konkretisierung der Fragestellung. In die Bewertung der inhaltlichen Qualität fließt außerdem die Wahl der Erhebungsmethode und die Angemessenheit der Umsetzung dieser mit ein. Zuletzt wird betrachtet, ob die Ergebnisse nachvollziehbar präsentiert wurden, diese plausibel interpretiert und die Schlussfolgerung mit Bezug zu den Ergebnissen und zum theoretischen Teil logisch und damit gelungen ist.

Bezogen auf die Struktur und den Aufbau einer Studien- oder Abschlussarbeit fließt die Stringenz in die Bewertung mit ein. Das soll heißen, es wird begutachtet, ob die Gliederung logisch und nachvollziehbar ist und der rote Faden zu erkennen ist. In der Einleitung soll nicht nur das Thema, das Problem und die Fragestellung formuliert werden. Ebenso wichtig ist es, das Ziel der Arbeit kurz zu erklären. Um die Struktur abzurunden wird erwartet, dass eine Zusammenfassung der wichtigsten Ergebnisse in der Diskussion präsentiert wird und auch ein Ausblick für zukünftige Arbeiten formuliert wird.

Formale Kriterien, die in die Bewertung einfließen, sind z. B. der Sprachstil, Einhaltung der formalen Kriterien wie z. B. Seitenzahl, Schriftart und -größe, und die konsequente Einhaltung des Zitationsstils, auch für die Darstellung von Tabellen und Diagrammen.

Für die Bewertung einer Abschlussarbeit fließt zusätzlich auch noch das Zeitmanagement, die Selbstständigkeit und der Umgang mit Feedback mit ein. Eine gewisse Selbstständigkeit wird in diesem Zusammenhang erwartet, wobei das Schreiben einer Abschlussarbeit auch begleitet wird und unterstützt wird vonseiten des/der federführende/n Gutachters/in.

5.10 Wie ist die Bewertungsskala zu verstehen?

Die meisten Hochschulen und Universitäten verwenden eine Notenskala von 1,0 (sehr gut) bis 5,0 (nicht bestanden) mit folgender Differenzierung: 1,0–1,3–1,7–2,0–2,3–2,7–3,0–3,3–3,7–4,0–5,0. In der Regel orientiert sich die Note am Grad der Erfüllung der oben genannten Kriterien. Im Notenbereich von „sehr gut" werden in der Regel Arbeiten eingeordnet, die die Bewertungskriterien in herausragender Weise erfüllen. Im Bereich „gut" werden Arbeiten eingeordnet, die die Kriterien mit geringfügigen Schwächen erfüllen. Im Bereich „befriedigend" sind Arbeiten zu bewerten, die Schwächen in einigen Kriterien aufweisen. Ausreichende Arbeiten sind Arbeiten, die die Anforderungen für den Studiengang erfüllen, aber erhebliche Schwächen in den grundlegenden Kriterien aufweisen. Arbeiten, die als nicht bestanden bewertet werden, erfüllen die wesentlichen Anforderungen des Studiengangs nicht. Die Gewichtung der einzelnen Kriterien kann von Studiengang zu Studiengang und von den individuellen Vorgaben der Betreuer:innen abweichen.

Merke: Gerade in den Gesundheitsberufen ist Forschung in den seltensten Fällen nur eine theoretische Arbeit. Meistens werden Daten in der Praxis und im Alltag erhoben, so wie man sich dies auf Abb. 5.2 vorstellen kann.

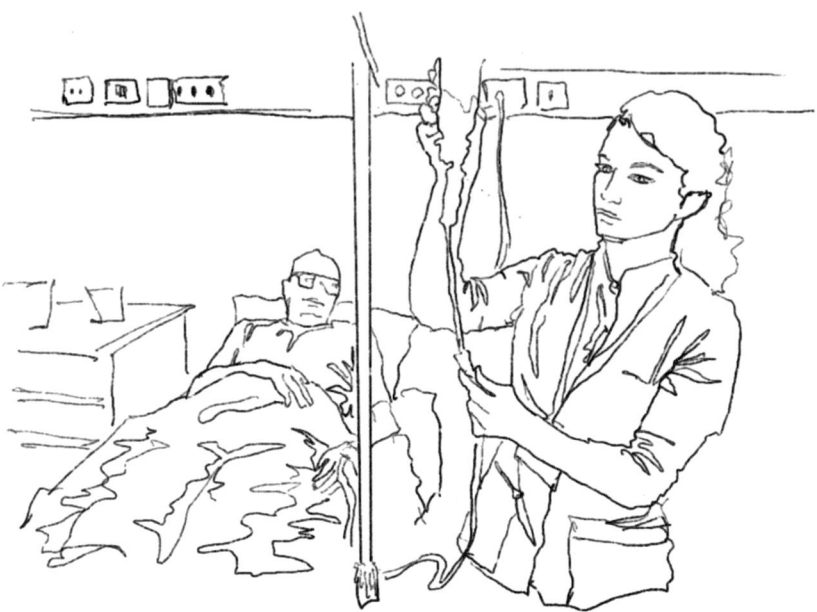

Abb. 5.2 In klinischen Studien werden Daten auch am Krankenbett erhoben

Literatur

Brettschneider A-K, Lage Barbosa C, Haftenberger M, Lehmann F, Mensink GB (2021) Adherence to food-based dietary guidelines among adolescents in Germany according to socio-economic status and region: results from Eating Study as a KiGGS Module (EsKiMo) II. Public Health Nutr 24(6):1216–1228. https://doi.org/10.1017/S13689800 2100001X.

Dittmann J, Geneuss KA, Nennstiel C, Quast NA (2003) Schreibprobleme im Studium–eine empirische Untersuchung. Wissenschaftlich schreiben–lehren und lernen, 155–185

Fekete C, Weyers S (2016) Soziale Ungleichheit im Ernährungsverhalten. Bundesgesundheitsbl 59: 197–205. https://doi.org/10.1007/s00103-015-2279-2

Fitzke D (2018) 30 Minuten Schreibblockaden lösen. GABAL Verlag

Gartner S, Rotter M (2021) Der Umgang mit Herausforderungen im Schreibprozess in der studentischen Schreibberatung. Zeitschrift für interdisziplinäre Schreibforschung 4:101–119

Keseling G (2013) Die Einsamkeit des Schreibers: Wie Schreibblockaden entstehen und erfolgreich bearbeitet werden können. Springer-Verlag

Literatur

Kruse O (2018) Lesen und Schreiben. Der richtige Umgang mit Texten im Studium, 3., überarbeitete und erweiterte Auflage, Konstanz

Leonhäuser IU, Dorandt S, Willmund E, Honsel J (2004) The benefit of the Mediterranean diet–considerations to modify German food patterns. Eur J Nutr 43 Suppl 1: I/31–I/38. https://doi.org/10.1007/s00394-004-1107-5

Nienhüser W (1988) Probleme der Anwendung von Theorien für personalwirtschaftliche Gestaltungsmaßnahmen. German Journal of Human Resource Management 2(1):3–26

Nohl AM (2024) Erwachsenenerziehung durch Sachbücher? ZfW 47:669–684. https://doi.org/10.1007/s40955-025-00307-2

Pospiech U (2005) Schreibend schreiben lernen-Über die Schreibhandlung zum Text als Sprachwerk. E-Papiere zu Sprachwissenschaft und Sprachdidaktik 4(1)

Schachinger C (2024) Mitarbeiterbefähigung in Notaufnahmen: Eine Untersuchung der Auswirkungen von Deeskalationstrainings. Bachelorarbeit

Schweizer S, Hoyer S, Cascant Ortolano L, Gimpl-Häckelmann K (2025) Literaturrecherche in PubMed (1st ed.). Johannes Gutenberg-Universität Mainz. https://doi.org/10.25358/openscience-10833

Siemonsen K, Stelzer J (2025) Prüfungsangst im Studium: Wenn die Angst blockiert: Strategien und Unterstützung bei Prüfungsstress., 6(1), API Studentisches Magazin der HAW Hamburg. https://doi.org/10.15460/apimagazin.2025.6.1.234

Wolfsberger J (2010) Frei geschrieben: Mut, Freiheit und Strategie für wissenschaftliche Abschlussarbeiten, 3. Aufl. Böhlau utb, Wien

6 Wie forscht man – Eine Entscheidungshilfe: Literaturrecherche, Expertenbefragung oder Experiment?

> **Zusammenfassung**
>
> Im Zentrum dieses Kapitels steht die Frage „Welche Forschungsmethode passt zu welcher Fragestellung?". Dieses Kapitel beantwortet somit alle Fragen zur Auswahl einer geeigneten Forschungsmethode und deren Durchführung. Zunächst werden alle Fragen zu den unterschiedlichen Erhebungsmethoden geklärt, der Fokus liegt dabei auf der systematischen Literaturrecherche, der Expertenbefragung und dem Experiment. Hier werden an der Praxis orientiert ein Forschungsplan vorgestellt und praktische Hinweise für ein erstes Forschungsprojekt gegeben. Diese Übersicht dient damit als Entscheidungshilfe für Studierende, die vor der Wahl stehen, eine Forschungsmethode zu wählen.

In wissenschaftlichen Arbeiten entscheidet das Forschungsziel, und damit die Forschungsfrage über das Forschungsdesign (Sedlmeier & Renkewitz 2018). Grob kann zwischen der qualitativen, also z. B. Expertenbefragungen, und der quantitativen Forschung, z. B. einer Umfrage, unterschieden werden. Dabei darf nicht irrtümlich angenommen werden, dass empirische Forschungsprojekte keine Literatur als Grundlage der Forschung präsentieren. In der literaturbasierten Forschung werden z. B. Modelle und Theorien analysiert oder Konzepte entwickelt. In diesem Abschnitt werden die Grundlagen des Lesens und Verstehens von wissenschaftlichen Studien erläutert.

▶ • Wenn es darum geht, Daten auszuwerten, dann sprechen wir von quantitativer Forschung.

© Der/die Autor(en), exklusiv lizenziert an Springer-Verlag GmbH, DE, ein Teil von Springer Nature 2025
A. Kerckhoff und S. S. Fesel, *Grundlagen der Wissenschaft verstehen*,
https://doi.org/10.1007/978-3-662-71506-2_6

- Bei allen weiteren Forschungsdesigns handelt es sich wahrscheinlich um die qualitative Forschung oder um einen Mix aus einem qualitativen und quantitativen Forschungsansatz.

▶ Weiterführende Literatur:

- Baur, N., & Blasius, J. (Hrsg.). (2022). Handbuch methoden der empirischen Sozialforschung (Vol. 10, pp. 978-3). Wiesbaden: Springer VS.
- Sedlmeier, P. & Renkewitz, F. (2018). *Forschungsmethoden und Statistik für Psychologen und Sozialwissenschaftler*. (3rd ed.). Pearson Deutschland. https://elibrary.pearson.de/book/99.150005/9783863268084

6.1 Welche Erhebungsmethoden gibt es?

Ziel einer Forschungsarbeit ist die Beantwortung einer Forschungsfrage und damit verbunden die Gewinnung von neuem Wissen oder neuen Erkenntnissen für einen bestimmten wissenschaftlichen Kontext. Es gibt zahlreiche Erhebungsmethoden, die in Literaturarbeit oder empirische Arbeit unterteilt werden können. Zur Literaturarbeit zählt neben der systematischen Literaturrecherche z. B. auch die Dokumentenanalyse. Zu den empirischen Arbeiten zählen all jene Forschungsprojekte, für die Daten erhoben wurden und die statistisch analysiert und ausgewertet wurden. Spezifischer können diese Erhebungsmethoden in die qualitative und quantitative Forschung unterteilt werden. Ob eine Literaturarbeit zur qualitativen oder zur quantitativen Forschung gezählt wird, entscheidet sich durch die Forschungsfrage.

Beispiel

Forschungsfrage für eine systematische Literaturstudie:

- Welche pädagogischen Maßnahmen zur Förderung von sozialen Kompetenzen bei jungen Erwachsenen haben sich als wirksam erwiesen?

6.1 Welche Erhebungsmethoden gibt es?

Forschungsfrage für eine empirische Studie:

- Wie ausgeprägt sind die sozialen Kompetenzen bei Auszubildenden ohne Training im Vergleich zu einem Training sozialer Kompetenzen?◄

Die qualitative Forschung, darunter fallen z. B. die Experteninterviews, legt den Fokus auf eine kleinere Untersuchungseinheit oder Expertengruppen. Diese Form der Forschung hilft, einen neuen Feldzugang zu gewinnen und neue Forschungsfragen zu generieren. Ist ein Themenbereich beispielsweise noch unerforscht, dann eignen sich qualitative Forschungsmethoden, um in diesem Bereich neue Erkenntnisse zu generieren. Es kann auch der Fall sein, dass nur eine sehr geringe Anzahl von Teilnehmern zu erreichen ist, wie z. B. aufgrund von speziellen Merkmalen, die nur für eine kleine Gruppe von Individuen zu messen sind. Zentrale Methoden der qualitativen Forschung sind die Leitfadeninterviews und unstrukturierte Beobachtungsverfahren.

> Die qualitative Forschung:
>
> - Der Fokus liegt auf der intensiveren Untersuchung einzelner, weniger Fälle.
> - Hilft neue Forschungsfragen zu generieren.

Die quantitative Forschung, darunter fallen Umfragen und Interventionen oder Experimente, legt den Fokus auf eine größere Stichprobe. In der quantitativen Forschung wird mithilfe von statistischen Auswertungen versucht, eine allgemeingültige Aussage zu machen.

> Die quantitative Forschung:
>
> - Merkmale oder Zusammenhänge werden meist an großen Gruppen exakt gemessen.
> - Statistische Auswertung.
> - Es können allgemeingültige Aussagen gemacht werden.

> **Beispiel**
>
> Beispiel: Wie ist der Zusammenhang zwischen der Schlafqualität und dem Stresslevel von stillenden Müttern?
> Qualitativ: Interviews mit Müttern, die stillen, über ihre Erfahrungen und persönliche Einschätzung zur eigenen Schlafqualität.
> Quantitativ: Umfrage mit standardisierten Fragen zum Thema Schlafqualität und Stress bei stillenden Müttern. ◄

6.2 Eine Entscheidungshilfe für die Wahl der Forschungsmethode: Wie hilft ein Forschungsplan?

Unabhängig von der gewählten Erhebungsmethode entspricht der Forschungsprozess dem bereits bekannten Vorgehen für wissenschaftliche Arbeiten. In diesem Kapitel wird der Fokus auf drei Erhebungsmethoden gelegt, die häufig in Studienarbeiten oder Bachelorarbeiten gewählt werden. Der Fokus liegt somit auf der systematischen Literaturrecherche, Experteninterviews und Experimenten.

Zuerst muss eine Forschungsfrage formuliert werden. Danach muss die Vorgehensweise festgelegt werden. Es muss also eine Erhebungsmethode gewählt werden. Die Studie muss geplant und durchgeführt werden, um Studien zu finden, Interviews zu führen oder Daten zu gewinnen. Anschließend werden die ermittelten Daten analysiert. Quantitative Daten werden zum Beispiel mithilfe eines Codiersystem analysiert. Die Ergebnisse werden ausformuliert und in der Diskussion interpretiert.

> Die Auswahl der Methode für eine Studienarbeit oder Bachelorarbeit hängt auch von pragmatischen Fragen ab, wie:
>
> - Welches Thema soll erforscht werden?
> - Gibt es ein bekanntes Problem?
> - Was ist das Ziel?
> - Gibt es bereits Material?
> - Wie viel Zeit steht zur Verfügung?
> - Wer kann befragt werden?

Das Forschungsziel kann gelegentlich sowohl qualitativ als auch quantitativ erreicht werden. Die Verfügbarkeit von Daten kann bei der Wahl der Erhebungsmethode für eine Abschlussarbeit eine wesentliche Rolle spielen. Also die Frage, ob eine ausreichend große Stichprobe verfügbar ist oder nur eine kleine Stichprobe von Expert:innen zur Verfügung steht.

Ein Forschungsplan kann helfen bei:

- Thema festlegen
- In den aktuellen Forschungsstand für das Thema einlesen
- Forschungsfrage formulieren und Forschungsziel ausformulieren
- Entwicklung eines Untersuchungsdesigns auf Basis der Forschungsfrage, z. B. Ein- und Ausschlusskriterien für die Stichprobe
- Erstellung von relevantem Material, z. B. Leitfaden für Interviews oder Fragebögen
- Erste Überlegungen zur Auswertung
- Forschung durchführen
- Ergebnisse verschriftlichen ohne Interpretation
- Diskussion: Ergebnisse interpretieren und kritisch bewerten durch Bezug zur Literatur
- Forschungsfrage vorsichtig beantworten, z. B. „Es ist anzunehmen, dass…"
- Fazit formulieren

Ethik in der Forschung:

- Freiwilligkeit der Teilnahme
- Garantie des Datenschutzes (absolute Anonymisierung)
- Keine Benachteiligung
- Keine Falschangaben
- Teilnahme <18 nur mit schriftlicher Einverständniserklärung der sorgeberechtigten Personen
- Ggf. Ethikantrag oder Kontakt zur Ethikkommission der Hochschule oder Universität

Tab 6.1 Zeitplanung für das Erstellen einer Abschlussarbeit

To-Do	Aufgaben	Zeitplanung	Phasen im Schreibprozess
Einlesen	Literatur suchen		Planungsphase
Thema wählen	Ideensammlung erstellen		
Forschungsfrage formulieren			
Ggf. Rücksprache			
Recherche vervollständigen			
Ggf. Studiendesign planen & durchführen & Daten erheben			
Rohfassung formulieren	Freewriting		Text verfassen
Text überarbeiten	Ausformulieren der einzelnen Textteile		
Korrektur	Inhaltlich, formal, sprachlich		Korrekturphase
Endfassung			

Tab. 6.1 zeigt die Zeitplanung für das Erstellen einer Abschlussarbeit.

6.3 Die systematische Literaturrecherche: Wie bereitet man diese vor und was ist zu beachten?

Eine systematische Literaturrecherche ist eine strukturierte Erhebungsmethode, um bestehende Studien zu einem bestimmten Thema objektiv zu sammeln und anschließend zu bewerten. Ziel einer systematischen Literaturrecherche ist die systematische Analyse von relevanten Quellen mithilfe von Datenbanken (z. B. PubMed, Scopus, Web of Science), um einen Überblick über den aktuellen Forschungsstand zu erhalten. Entscheidend hierbei ist eine präzise und nachvollziehbare Darstellung des Suchprozesses im Methodenteil mithilfe von klar definierten Ein- und Ausschlusskriterien, um anderen Forschenden eine Replikation der Ergebnisse zu ermöglichen. Für die Ausarbeitung einer systematischen Literaturrecherche wird hier nur eine vereinfachte Übersicht der relevanten Inhalte gegeben.

▶ Weiterführende Literatur:

- Baur, N., & Blasius, J. (Hrsg.). (2022). Handbuch Methoden der empirischen Sozialforschung (Vol. 10, pp. 978-3). Wiesbaden: Springer VS.
- Blümle, A., Lagrèze, W. A., & Motschall, E. (2018). Systematische Literaturrecherche in PubMed. *Zeitschrift für Pneumologie, 15*(5), 359–376.
- Heil, E. A. (2021). Methode der systematischen Literaturrecherche. Einstieg mit Erfolg 2020. DOI: http://dx.doi.org/https://doi.org/10.22029/jlupub-17189
- Fink, A. (2014). Conducting Research Literature Reviews: From the Internet to Paper (4. Aufl.). Los Angeles, London, New Delhi, Singapore, Washington DC: Sage Publication.

Jede wissenschaftliche Ausarbeitung beginnt mit der Wahl eines passenden Themas, das zur Erhebungsmethode einer systematischen Literaturrecherche passt. Für eine wissenschaftliche Ausarbeitung, z. B. eine Studienarbeit, ist zu empfehlen, neben der inhaltlich passenden Themenwahl zum Fach oder Modul auch darauf zu achten, ein Thema zu wählen, für das außerdem ein persönliches Interesse besteht. Es gibt mehrere Gründe, warum es sinnvoll ist, ein Thema zu wählen, für das man sich persönlich interessiert. Insbesondere aber steigert ein persönliches Interesse am Thema die Motivation und damit verbunden die Intensität der Auseinandersetzung mit dem Thema. Außerdem ist das Engagement größer, wenn ein Interesse an dem Thema besteht, das bearbeitet wird.

6.3.1 Was sind die Mindestanforderungen an die systematische Literaturrecherche?

Die systematische Literaturrecherche eignet sich für Forschungsfragen, deren Forschungsfeld bereits ausreichend erforscht ist. Ein Interessenkonflikt darf dabei nicht entstehen. Der Autor/die Autorin ist für das Suchergebnis verantwortlich und darf dieses nicht systematisch zugunsten der Forschungsfrage beeinflussen. Das soll heißen, es darf kein potenziell berechtigtes Interesse daran bestehen, ein bestimmtes Ergebnis für die Beantwortung der Forschungsfrage durch die Literaturrecherche herbeizuführen. Im Gegensatz, auch Studien mit konträren Ergebnissen müssen mit einbezogen und diskutiert werden.

Für die systematische Literaturrecherche etablierten sich neben einer Software zur Verwaltung von Referenzen auch Tools wie zum Beispiel KI-basierte Zusammenfassungstools oder KI-basierte Überprüfungstools der Suchergebnisse. Beim Verfassen von Arbeiten mithilfe von KI-Tools wird empfohlen, sich im Vorfeld mit den Regelungen zur Nutzung von KI vertraut zu machen und sich gegebenenfalls im Vorfeld Rat einzuholen, bevor KI-Tools genutzt werden.

> Mindestanforderungen an die systematische Literaturrecherche:
>
> - Prägnanter Titel
> - Theoretischer Hintergrund
> - Ziele der Literaturrecherche und Fragestellung
> - Methode:
>   - Auswahlkriterien für Studien (Einschluss- und Ausschlusskriterien)
>   - Datenbank/Datenbanken
>   - Dokumentation der Suche zur Identifizierung von Studien (Suchbegriffe und Boolesche Operatoren)
>   - Studienauswahl, z. B. als PRISMA-Flussdiagramm
> - Zusammenfassung der Ergebnisse der relevanten Studien, z. B. in Tabellenform
> - Diskussion der Ergebnisse für die Fragestellung
> - Fazit
> - Referenzen

6.3.2 Die systematische Literaturrecherche an einem Beispiel

Eine exemplarisch gewählte Studie (Griese, 2022, S. 104) nutzt das Scoping Review nach Arksey & O'Malley, und folgt damit den folgenden 5 Schritten: Als erstes wird die Forschungsfrage formuliert und festgelegt. Im zweiten Schritt werden relevante Studien systematisch gesucht und dann im dritten Schritt ausgewählt. Gewählt werden Studien, die einen Bezug zur Forschungsfrage haben, also relevant sind. Im vierten Schritt werden die Daten aus den gefundenen Studien extrahiert und anschaulich dargestellt, z. B. in Form einer Tabelle oder als Zusammenfassung in einem Fließtext. Im fünften Schritt werden die Ergebnisse zusammengefasst und interpretiert.

6.3 Die systematische Literaturrecherche: Wie …

▶ Weiterführende Literatur:

- Baur, N., & Blasius, J. (Hrsg.). (2014). Handbuch methoden der empirischen Sozialforschung (Vol. 10, pp. 978-3). Wiesbaden: Springer VS.
- Von Elm, E., Schreiber, G., & Haupt, C. C. (2019). Methodische Anleitung für scoping reviews (JBI-Methodologie). *Zeitschrift für Evidenz, Fortbildung und Qualität im Gesundheitswesen, 143*, 1–7.

Beispiel

Hier wird exemplarisch eine Studie für eine systematische Literaturrecherche präsentiert (Griese 2022).

Titel: Gesundheitskompetenz bei chronischer Krankheit in Deutschland: ein Scoping Review.

Forschungsfragen: 1. Welche empirischen Studien zur GK bei chronischer Krankheit existieren in Deutschland? 2. Welche Studienpopulationen wurden untersucht? 3. Wie wird GK in diesen Studien konzeptualisiert und gemessen? 4. Welche Untersuchungsergebnisse bestehen?

Ziel: Die Gesundheitskompetenz bei Menschen mit chronischen Krankheiten in Deutschland zu erfassen.

Aufbau: Systematischer Review (Scoping Review); es wurden 22 Studien berücksichtigt; es wurden relevante Studien mithilfe von definierten Ein- und Ausschlusskriterien identifiziert.

Ergebnisse: Über 40% der Menschen in Deutschland leben mit einer chronischen Erkrankung und die Bewältigung dieser Krankheiten erfordert spezifische Gesundheitskompetenzen, um die Lebensqualität zu verbessern. Menschen mit mindestens einer chronischen Erkrankung schätzen ihre GK im Vergleich zur Allgemeinbevölkerung geringer ein. Der Anteil geringer GK bei chronischer Krankheit liegt in den Studien durchgehend > 40,0 %. Soziodemographische Faktoren wie hohes oder junges Alter sowie niedrige Bildung konnten als Determinanten von GK identifiziert werden.

Diskussion: Die Forschung zur GK bei chronischer Krankheit in Deutschland ist noch wenig differenziert. ◄

Nachdem ein Thema für die systematische Literaturrecherche gewählt wurde und eine Forschungsfrage bzw. Untersuchungsfrage formuliert wurde, wird nach der theoretischen Einleitung und Problemstellung eine Literaturrecherche durchgeführt und in der Methode ausführlich beschrieben (Griese 2022).

Der Methodenteil einer systematischen Literaturrecherche beschreibt die systematische Dokumentation der Literatursuche. Zunächst wird die Suche auf eine oder mehrere Datenbanken, wie zum Beispiel Pubmed, Science Direct, Web of Science oder Google Scholar festgelegt. Die Methode ist hier die Darstellung des Suchprozesses. Für die Literaturauswahl ist zu beachten, dass die Dokumentation der Suche im Methodenteil erst nach der Literaturrecherche notiert wird. Es muss beachtet werden, dass die Dokumentation der Suche, z. B. Schlüsselwörter und Datenbanken, parallel zur Suche stattfindet. Mithilfe der Booleschen Operatoren kann die Datenbankrecherche verfeinert werden. Dazu gehören die bekannten Operatoren „and", „or", „not" und die Search Modifiers „", (), *. Nach Abschluss der Suche wird in einem Fließtext (siehe Bsp.) oder einer Grafik (siehe Grafik) die Anzahl der gefunden Quellen in einer Datenbank notiert. Entscheidend für eine systematische Literaturrecherche ist die Bestimmung der Relevanz der gefundenen Quellen durch Ausschlusskriterien. Diese müssen klar und deutlich im Methodenteil herausgearbeitet werden. Außerdem wird der Zeitraum der Suche nach Literatur notiert, die zeitliche Eingrenzung der Veröffentlichungen (falls relevant), die Art der Suche nach Literatur, dazu zählen die Datenbanken und die jeweilige Anzahl der Datenbanken, sowie die Gesamtzahl der gefundenen Quellen und die Ausschlusskriterien (siehe Tab. 6.2). Wichtig zu beachten ist, dass erst nach der abgeschlossenen Suche von relevanten Studien für die Forschungsfrage der Methodenteil geschrieben wird.

Ebenso findet die inhaltliche Analyse des Literaturauswahlprozesses erst nach der abgeschlossenen Suche statt.

In Tab. 6.2 wird der Prozess einer systematischen Literaturrecherche kurz dargestellt.

▶ Mögliche Ausschlusskriterien für Studien:

- Fehlende Relevanz nach Screening der Zusammenfassung (Abstract)
- Fehlende Wissenschaftlichkeit, z.B. graue Literatur
- Duplikate

Beispiel

Graphische Darstellung eines Methodenteils für eine systematische Literaturrecherche als PRISMA-Flowchart (Flussdiagramm):

Tab. 6.2 Skizze des Prozesses einer systematischen Literaturrecherche

Textteile	Aufgaben
Fragestellung	Thema wählen, Untersuchungsfrage formulieren (ggf. eingrenzen)
Einleitung	Gliederung schreiben Literatur zu Theorien und Inhalt suchen Einleitung ausformulieren
Methode	Datenbank sichten Suchbegriffe und Suchergebnis z. B. in Tabellenform dokumentieren Operatoren notieren
Dokumentation der Suche	Datenbank auswählen Datenbank durchsuchen und Suchstrategien dokumentieren Suchbegriffe dokumentieren
Studien auswählen	Literatur verwalten Ausschlusskriterien bestimmen (z. B. Dubletten, Volltext, Relevanz) Relevante Studien auswählen (z. B. Qualität)
Ergebnisse	Studien zusammenfassen mit den wichtigsten Ergebnissen Daten aus Studien extrahieren durch z. B. Tabelle Ergebnisse notieren
Diskussion	Ergebnisse aus den Studien interpretieren Fragestellung beantworten
Fazit	Fazit formulieren
Zusammenfassung/ Abstract	Zusammenfassung der gesamten Literaturarbeit schreiben: ca. 1 Satz Einleitung, 1 Satz Methode, 1 Satz Ergebnisse, 1 Satz Diskussion, 1 Satz Fazit

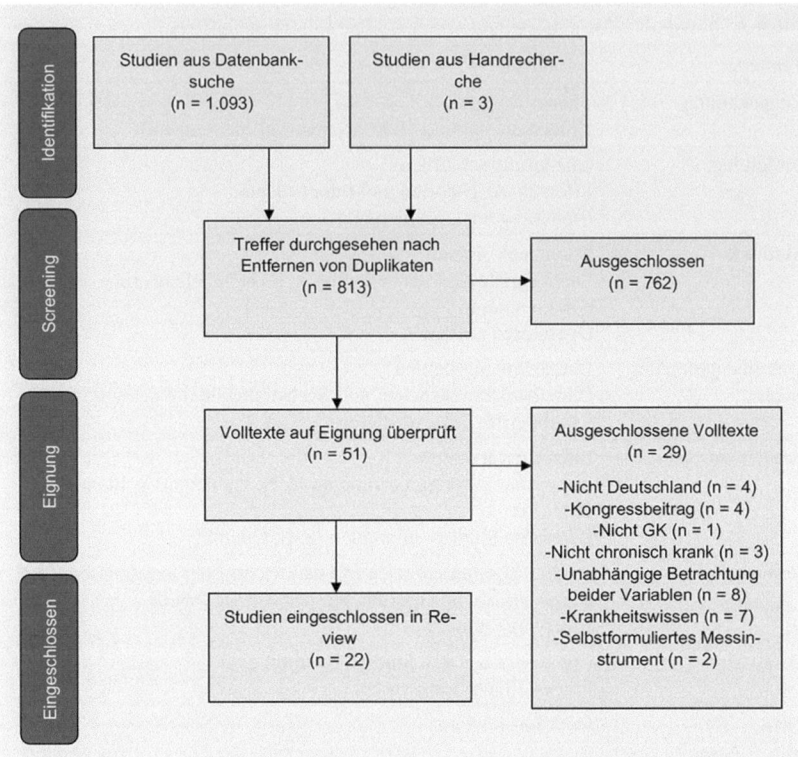

Hier wird beispielhaft eine grafische Darstellung des Suchprozesses für den Methodenteil einer systematischen Literaturrecherche gezeigt (Griese 2022).◄

Beispiel

Beispiel Fließtext für den Methodenteil einer systematischen Literaturrecherche:

„Der für die Literaturanalyse relevante Zeitraum wurde auf Veröffentlichungen aus den Jahren 2000 bis 2011 begrenzt. Als Ausgangspunkt für die Literatursuche wurden zunächst die relevanten Suchbegriffe „Digitale Fabrik", „Digital Factory", „Virtual Factory", „Digital Manufacturing" und „Virtual Manufacturing" definiert. Um sicherzugehen, dass qualitativ hochwertige wissenschaftliche Veröffentlichungen die Basis für die Analyse darstellen, wurden zunächst die im „AIS Senior Scholars' Basket of Journals" [79] definierten Publikationen sowohl manuell als auch mithilfe von Datenbankrecherchen auf relevante Artikel durchsucht. Da auf Basis dieser Suchen lediglich eine sehr geringe Anzahl an Beiträgen identifiziert werden konnten, wurde die Recherche auf die etablierten Literaturdatenbanken EBSCOHost, ACM Digital Library, IEEE Xplore, ScienceDirect, SpringerLink, WISO sowie Google Scholar ausgeweitet und Schlüsselwortsuchen in Titel, Abstract und Volltext der Artikel durchgeführt. Anhand zusätzlicher Vor- und Rückwärtssuchen, ausgehend von den bis zu diesem Zeitpunkt identifizierten Artikeln, wurde versucht, die Liste der potenziell relevanten Artikel weiter zu vervollständigen" (Himmler & Amberg 2013; S. 168–169).◄

Im Ergebnisteil werden die gefundenen Studien inhaltlich zusammengefasst und quantitativ ausgewertet, z. B. in Form einer Tabelle. Sowohl die Spalten als auch die Sortierung der gefunden Studien sind frei wählbar. Häufig richten sich diese allerdings nach der Relevanz der Studien. Die Tabelle kann durch Fließtext ergänzt werden.

Im Diskussionsteil werden die wichtigsten Ergebnisse der gefundenen Studien zusammengefasst, im Bezug zur theoretischen Grundlage aus der Einleitung thematisiert und Forschungslücken aufgezeigt. Die Diskussion stellt einen Bezug zur Forschungsfrage her, beantwortet diese vorsichtig, unter Berücksichtigung der potenziellen Schwächen der gewählten Erhebungsmethode und zieht ein Fazit.

Beispiel

Beispieltabelle für einen Ergebnisteil der systematischen Literaturrecherche (Griese 2022).

Originalarbeit

Tab. 2 Im Literaturreview eingeschlossene Studien

Nr.	Autor, Erscheinungsjahr	Studiendesign	Studienpopulation (Alter [n])	Operationalisierung von GK	Ausprägung GK bei chronischer Krankheit[a,b,c]
1	Atmann et al. (2019) [2]	Querschnitt	Asthmapatienten ab 18 Jahren ($n = 129$) Ø Alter: 55,0 Jahre	HLS-EU-Q16 eHEALS	Mean: 13,0 Mean: 3,0
2	Bayrhuber et al. (2019) [3]	Querschnitt	Patienten mit dem variablen Immundefektsyndrom ab 18 Jahren ($n = 209$). Ø Alter: 45,7 Jahre	HELP	Verständnis medizinischer Information Mean: 2,3 Anwenden medizinischer Information Mean: 2,0 kommunikative Kompetenzen Mean: 2,0
3	Diederichs et al. (2018) [5]	Querschnitt	Personen aus der Allgemeinbevölkerung mit und ohne kardiovaskulären Erkrankungen ab 40 Jahren ($n = 14.144$) Ø Alter: k. A.	HLS-EU-Q16	Geringe GK[d]: Männer: 41,8 % Frauen: 46,7 %
4	Ehmann et al. (2020) [6]	Querschnitt	Mitglieder eines regionalen Versorgungsprogramms („Gesundes Kinzigtal") ab 21 Jahren ($n = 180$) Ø Alter: k. A.	HLS-EU-Q16	Geringe GK (nur für Gesamtpopulation): 38,1 %
5	Ernsting et al. (2019) [7]	Querschnitt	Personen aus der Allgemeinbevölkerung mit kardiovaskulären Erkrankungen und/oder Diabetes ab 35 Jahren ($n = 1500$) Ø Alter: 55,1 Jahre	HLS-EU-Q6 eHEALS	Mean: 2,8 Mean: 3,7

◄

Im Diskussionsteil einer systematischen Literaturarbeit werden die Forschungsfrage wiederholt und die wichtigsten Ergebnisse der Studien aus dem Ergebnisteil zusammengefasst. Hier werden die Studien interpretiert. Es wird mithilfe der gefunden Studien versucht, die Forschungsfrage vorsichtig zu beantworten (siehe Kapitel „Irrtumswahrscheinlichkeit"). Üblich sind Formulierungen wie „Es ist sehr wahrscheinlich, dass…" oder „Es ist anzunehmen, dass…". Die systematische Literaturrecherche schließt mit einem Fazit ab.

6.4 Die Expertenbefragung: Wie bereitet man eine Expertenbefragung vor und was ist zu beachten?

Als Erhebungsmethode für Studien- oder Abschlussarbeiten eignet sich je nach Themenwahl auch das Interviewverfahren. Dazu zählen z. B. das narrative Interview oder das standardisierte Interview. In diesem Zusammenhang wird das Hauptaugenmerk auf Experteninterviews oder Expertenbefragungen gelegt. Experten können für explorative oder deskriptive Studien befragt werden. Insbesondere eignen sich Expertenbefragungen, wenn es darum geht, ein relatives neues Thema zu erkunden. Die Experten, also die Personen, die befragt werden sollen, werden in den Fokus gestellt, um die Erfahrungswerte dieser Personen aus

6.4 Die Expertenbefragung: Wie bereitet man ...

ihrem Alltag zu erforschen (Kuckartz & Rädiker 2022; Mayring 2022). Für die Ausarbeitung einer Expertenbefragung wird hier nur eine vereinfachte Übersicht der relevanten Inhalte gegeben.

> **Weiterführende Literatur:**
> - Baur, N., & Blasius, J. (Hrsg.). (2014). Handbuch methoden der empirischen Sozialforschung (Vol. 10, pp. 978-3). Wiesbaden: Springer VS.
> - Mayring, P. (2022). Qualitative Inhaltsanalyse: Grundlagen und Techniken (13. Neuausgabe). Julius Beltz GmbH & Co. KG. *KG: Weinheim, Germany*
> - Mayring, P., & Fenzl, T. (2022). Qualitative Inhaltsanalyse. In: Baur, N., Blasius, J. (Hrsg.) Handbuch Methoden der empirischen Sozialforschung. Springer VS, Wiesbaden. https://doi.org/10.1007/978-3-658-37985-8_43
> - Schneijderberg, C., Wieczorek, O., & Steinhardt, I. (2022). Qualitative und quantitative Inhaltsanalyse: digital und automatisiert: Eine anwendungsorientierte Einführung mit empirischen Beispielen und Softwareanwendungen. Beltz Juventa, Weinheim Basel.

Wenn Interviews mit Experten geführt werden sollen, dann kann dies mithilfe der inhaltlich strukturierten Inhaltsanalyse geplant werden (Kuckartz & Rädiker 2022). Die qualitative Inhaltsanalyse findet häufig Anwendung in diesem Zusammenhang. Die Experten, die als Interviewpartner ausgewählt werden, sollten aus einem thematisch passenden und relevanten Forschungsgebiet stammen und damit über eine Expertise verfügen, die es zu erfragen gilt (Flick 2020).

6.4.1 Wie entwickelt man einen Interviewleitfaden?

Für einen Interviewleitfaden müssen zunächst Kategorien gefunden werden, die inhaltliche Relevanz haben, sich also auf die Forschungsfrage beziehen und beantwortbar sind. Diese Kategorien können auch mit Schlüsselwörtern gleichgesetzt werden. Diese Kategorien werden überwiegend aus der Theorie hergeleitet, damit spricht man auch von deduktiver Kategorienbildung, und sind der Kern des Leitfadens für das Interview. Dieses Kategoriensystem kann sich noch im Laufe der Leitfadenerstellung verändern, angepasst oder ergänzt werden. Aus diesen Kategorien werden die Fragen für den Leitfaden erstellt und verschiedene Fragetypen entwickelt. Grundsätzlich gilt, dass die Expert:innen genug Raum bekommen müssen, um erzählen zu können. Die Hauptaufgabe bei der Vorbereitung einer Expertenbefragung besteht darin, gute und geeignete Fragen zu formulieren.

▶ **Tipp**
Fragetypen für die Leitfadenerstellung:

- Leitfragen, die sich auf die erarbeiteten Kategorien beziehen
- Erzählaufforderungen, z. B. „Erzählen Sie bitte von...."
- Fragen zur Aufrechterhaltung des Gesprächs, z. B. „Können Sie bitte noch ein Beispiel nennen?"

Dabei gibt es einige Punkte, die zu beachten sind:

- Die Fragen sollten kurz, einfach und verständlich formuliert sein.
- Die Forschungsfrage wird nie direkt gestellt.
- Kategorien/Schlüsselwörter sind die Basis für Fragen.
- Die Fragen sollten offen formuliert sein und keine geschlossenen Ja-/Nein-Fragen sein.
- Suggestivfragen sollten vermieden werden.

Beispiel

Tab. 6.3 liefert eine Hilfestellung für die Erstellung eines Leitfadens.

Tab. 6.3 Tabelle für die Erstellung eines Leitfadens

Leitfrage / Erzählimpuls	Kategorien	Lenkungs- /Steuerungsfragen	Fragen zur Aufrechterhaltung

6.4.2 Was ist bei der Durchführung eines Interviews zu beachten?

Für die Suche nach Experten ist zu empfehlen, eine homogene Gruppe zu befragen, z. B. nur Schulleiter:innen oder nur medizinisches Fachpersonal, um eine kleine, aber repräsentative Gruppe zu erhalten. Die Interviewpartner geben im Vorfeld an das Gespräch ihre schriftliche Einwilligung. Sobald verschiedene Expertengruppen befragt werden, müssen auch separate Leitfäden für die Interviews erstellt werden. Dies ist meist zu aufwendig für eine Bachelorarbeit. Auch hier gilt wieder, das Thema weiter einzugrenzen bringt Vorteile und einen roten Faden.

> In der Regel werden innerhalb einer Bachelorarbeit 4–5 Interviews geführt. Die genaue Anzahl sprechen die Studierenden im Vorfeld mit der betreuenden Person ab. Dies gilt auch für die Nutzung von Tools, um die Transkripte zu erstellen.

Die Interviews sollten so weit wie möglich gleich ablaufen. Das heißt, es wird genau protokolliert, wie, wann, wie lange und mit welchen Störungen das Interview geführt wurde. Diese Beschreibung der Interviewsituation wird anschließend in der Methode beschrieben. Um Störungen im Vorfeld zu minimieren, ist es sinnvoll, sich auf das Gespräch vorzubereiten und die Gesprächssituation deutlich abzusprechen, um einen Raum für ein ungestörtes Gespräch zu reservieren.

Ausgewertet werden die leitfadengestützten Interviews mithilfe der qualitativen Inhaltsanalyse (Mayring 2022).

Auch wenn versucht wird, die qualitativen Gütekriterien für die qualitative Inhaltsanalyse einzuhalten, ist das Befragen von wenigen Experten weniger objektiv als eine Umfrage mit einer großen Stichprobe. Das bedeutet, persönliche Meinungen und subjektive Einschätzungen, die durch Erfahrung der Experten geprägt sind, haben in dieser Erhebungsmethode einen größeren Einfluss, dessen muss sich der/die Forscher/in bewusst sein.

6.4.3 Wie ist eine wissenschaftliche Arbeit mit Experteninterviews aufgebaut?

Eine Bachelorarbeit, die ein Experteninterview als Forschungsmethode nutzt, ist nur im Methodenteil anders gegliedert als Abschlussarbeiten mit einem anderen

Forschungsansatz. Das bedeutet konkret, dass in der Methode die Entwicklung des Leitfadens für die Interviews, die Interviewpartner, die Regeln für die Erstellung der Transkripte und die Durchführung beschrieben werden.

> **Beispiel**
>
> Exemplarisch wird hier eine Studie präsentiert, die mithilfe einer Expertenbefragung die Umsetzung einer Schule für Menschen mit Parkinson-Krankheit untersucht (Gerschel et al. 2024).
> **Ziel:** Umsetzung einer Schule für Menschen mit Parkinson-Krankheit.
> **Aufbau:** Ein strukturiertes Konsensusverfahren wurde mit Experten durchgeführt und eine formative Evaluation mit drei Fokusgruppen. Es wurden Transkripte erstellt und mithilfe der qualitativen Inhaltsanalyse ausgewertet.
> **Diskussion:** Aus den Gesprächen wurden Empfehlungen für die Umsetzung einer Patientenschule abgeleitet. ◄

> **Beispiel**
>
> Exemplarische Darstellung eines Methodenteils für eine systematische Literaturrecherche:
>
> 5. Methodisches Vorgehen
> 5.1 Entwicklung eines Interviewleitfadens
> 5.1.1 Deduktive Kategorienentwicklung
> 5.1.2 Darstellung und Definitionen der Kategorien
> 5.1.3 Frageformulierung und -struktur
> 5.2 Auswahlkriterien für Experten
> 5.2.1 Rekrutierungsprozess
> 5.2.2 Durchführung der Interviews
> 5.2.3 Datenaufbereitung durch Transkription
> 5.3 Datenauswertung durch qualitative Inhaltsanalyse nach Mayring ◄

6.5 Das Experiment: Wie bereitet man ein Experiment vor und was ist zu beachten?

Das Experiment und die Interventionsstudie zählen zu den quantitativen Forschungsmethoden. Ein Experiment bietet viele Vorteile, insbesondere in wissenschaftlichen, pädagogischen oder sozialen Kontexten. Beispielsweise sind

Experimente kontrollierte Studien, das heißt, es werden im Vorfeld mögliche Störfaktoren ausgeschlossen oder minimiert, z. B. durch die Wahl zweier vergleichbarer Gruppen bezüglich Geschlecht und Alter. Diese Kontrolle von Störvariablen erhöht die Validität, das heißt, es ist wahrscheinlicher, dass gemessen wird, was gemessen werden soll. Experimente sind objektivere Erhebungsmethoden, wobei nicht immer alle Störvariablen zu 100% ausgeschlossen werden können, aber der Versuch, eine möglichst hohe Objektivität zu erlangen, ist maßgebend. Dafür muss im Methodenteil so exakt wie möglich beschrieben werden, wie die Probanden oder Versuchsteilnehmer gefunden wurden. Die Stichprobe muss so genau wie möglich beschrieben werden, dazu zählt z. B. das Alter, das Geschlecht und weitere wichtige Merkmale der Gruppe oder der Gruppen. Außerdem muss in der Methode das Material, das für das Experiment verwendet wurde (falls eines verwendet wurde) beschrieben werden, sowie die exakte Durchführung und die Messung der Daten. Je genauer, umso besser, damit erreicht man eine Replizierbarkeit und damit ermöglicht man es weiteren Forschern, das Experiment zu wiederholen, unter gleichen Bedingungen, mit einer gleichen Gruppe, was sehr wahrscheinlich zu den gleichen Ergebnissen führen sollte, durch standardisierte Abläufe und Protokolle.

Die Besonderheit bei Experimenten ist die Vielfalt an möglichen Erhebungsformen. Es gibt Experimente, die ausschließlich im Labor durchgeführt werden und die man somit als Laborexperimente bezeichnet. Feldexperimente finden sozusagen im „Feld" statt, z. B. ein Experiment zum Kaufverhalten, das im Supermarkt durchgeführt wird. Quasi-experimentelle Designs sind Studien, die zwar Störvariablen kontrollieren, aber die Gruppe bereits zugeordnet ist, z. B. eine Klasse. Häufig ist es in Schulen nicht möglich und nicht gewünscht, Schüler:innen zufällig zwei Gruppen zuzuordnen, weil damit der Ablauf gestört wird. Damit werden die Versuchsteilnehmer:innen nicht zufällig einer Gruppe zugeordnet, sondern verbleiben in ihrer Klasse. Klasse A wird per Zufall dann der experimentellen Gruppe zugeordnet und Klasse B der Kontrollgruppe. Damit erhält man ein quasi-experimentelles Design. Auch hier entscheidet die Forschungsfrage über die Art des Experiments.

▶ Weiterführende Literatur:

- Sedlmeier, P. & Renkewitz, F. (2018). *Forschungsmethoden und Statistik für Psychologen und Sozialwissenschaftler.* (3rd ed.). Pearson Deutschland. https://elibrary.pearson.de/book/99.150005/9783863268084

> **Beispiel**
>
> **Forschungsfrage für ein Experiment:** Inwiefern beeinflusst der Einsatz von digitalen Tools die Selbstwirksamkeit und Motivation der Lernenden in einer berufsbegleitenden Weiterbildung?
> **Ziel:** Veränderung der Selbstwirksamkeit und Motivation in der experimentellen Gruppe, die digitale Tools nutzt. Keine Veränderung der Selbstwirksamkeit und Motivation in der Kontrollgruppe, die keine digitalen Tools nutzt.
> **Aufbau:** Experimentell mit Interventions- und Kontrollgruppe (unabhängige Variable).
> Messung der Selbstwirksamkeit und Motivation in beiden Gruppen (abhängige Variable). ◄

Insgesamt sind Experimente eine besonders gut geeignete Forschungsmethode, um systematisch, kontrolliert und objektiv wissenschaftliche Fragen zu untersuchen und verlässliche, reproduzierbare Ergebnisse zu erzielen. Für die Planung und Durchführung eines Experiments wird hier nur eine vereinfachte Übersicht der relevanten Inhalte gegeben.

> **Beispiel**
>
> | | |
> |---|---|
> | Frage: | Wie beeinflusst eine Pause die Konzentrationsfähigkeit von Auszubildenden? |
> | Unabhängige Variable: | Experimentelle Gruppe mit Pause und Kontrollgruppe ohne Pause. |
> | Abhängige Variable: | Konzentrationsfähigkeit gemessen mithilfe eines standardisierten Tests zur Gedächtnisleistung. ◄ |
>
> ◄

Für die Planung eines Experiments kann eine Gruppe zu zwei Zeitpunkten getestet werden oder es können zwei Gruppen miteinander verglichen werden. Die Forschungsfrage bestimmt das Design des Experiments. In der Einleitung muss deutlich herausgearbeitet werden, was oder welches Problem mithilfe des Experiments untersucht werden soll. Als nächstes muss die Forschungsfrage ausformuliert werden und das Ziel der Intervention genauer beschrieben werden. Bevor das Experiment beginnen kann, muss das benötigte Material in der Methode beschrieben werden und müssen die Gruppen oder die Gruppe mithilfe der deskriptiven (beschreibenden) Statistik beschrieben werden. Der Umfang und die Gruppengröße des Experiments müssen in den zeitlichen Rahmen der Bachelorarbeit passen.

6.5.1 Was ist ein Hypothesentest?

Wenn ein Experiment durchgeführt wird, müssen Hypothesen formuliert und diese mithilfe des Experiments und der erhobenen Daten statistisch überprüfen werden. Es wird immer eine Nullhypothese und mindestens eine alternative Hypothese formuliert. Wenn man eine Vermutung hat, in welche Richtung der Zusammenhang zu erwarten ist, also z. B. ein positiver Zusammenhang oder eine positive Wirkung, dann spricht man von einer gerichteten (alternativen) Hypothese. Diese wird dann als H1 oder Ha gekennzeichnet. Wenn man keine Vermutung hat, in welche Richtung ein Zusammenhang zu erwarten ist, sondern lediglich davon ausgehen kann, dass ein Zusammenhang zu erwarten ist, dann spricht man von einer ungerichteten Hypothese (H1/Ha). Für den Hypothesentest muss immer auch eine Nullhypothese formuliert werden. Diese kann ebenfalls gerichtet oder ungerichtet formuliert werden.

> **Beispiel**
>
> H0: Das Schlafmittel verändert die Schlafdauer nicht.
> Hierbei handelt es sich um eine ungerichtete Nullhypothese. Es wird kein Effekt des Schlafmittels auf die Schlafdauer erwartet.
>
> -----
>
> H0: Das Schlafmittel senkt die Schlafdauer oder verändert die Schlafdauer nicht.
> Hierbei handelt es sich um eine gerichtete Nullhypothese. Es wird ein negativer oder kein Effekt des Schlafmittels auf die Schlafdauer erwartet. ◄

▶ H0: Nullhypothese: kein Effekt oder kein Unterschied zu erwarten, kann gerichtet oder ungerichtet formuliert werden.
   H1: Alternative Hypothese: ein Effekt ist zu erwarten, kann gerichtet oder ungerichtet formuliert werden.

Tab. 6.4 hilft bei der Formulierung der Null- und alternativen Hypothese an einem Beispiel.

Tab 6.4 Formulierung der Null- und alternativen Hypothese an einem Beispiel

Hypothese	H0	HA/H1
ungerichtet	Das Schlafmittel verändert die Schlafdauer nicht.	Das Schlafmittel verändert die Schlafdauer.
gerichtet	Das Schlafmittel senkt die Schlafdauer oder verändert die Schlafdauer nicht.	Das Schlafmittel steigert die Schlafdauer.

6.5.2 Was ist für das Verfassen einer quantitativen Forschung zu beachten?

Für das Verfassen einer quantitativen Forschung gelten die üblichen wissenschaftlichen Standards. Neben einer ausführlichen Literaturrecherche zum aktuellen Forschungsstand muss auch die Methode ausführlich beschrieben werden. Das Studiendesign sollte zunächst mit der/dem federführenden Betreuer/in geklärt werden, um sicherzustellen, dass das Design zur Fragestellung und zum Umfang der Arbeit passt. Der theoretische Rahmen muss den aktuellen Forschungsstand zum gewählten Thema aufzeigen, die Frage oder Problematik, die untersucht werden soll, muss herausgearbeitet werden und die Methode muss so detailliert wie möglich das verwendete Material, die Stichprobe und die Durchführung beschreiben. Nachdem das Experiment durchgeführt wurde, die Daten erhoben wurden, werden die Ergebnisse mithilfe der deskriptiven (beschreibenden) Statistik präsentiert und die Hypothesen mit der zum Design passenden statistischen Analyse getestet. Im Diskussionsteil werden die Ergebnisse anschließend interpretiert, die Forschungsfrage wird unter Berücksichtigung der Irrtumswahrscheinlichkeit beantwortet und ein Fazit wird formuliert.

> **Übersicht**
> Grober Handlungsleitfaden für ein Experiment:
>
> **Einleitung**
> - Titel formulieren
> - Untersuchungsfrage formulieren in Form einer offenen Frage
> - H0- (Null-) Hypothese und H1- (alternative-) Hypothese formulieren
> - Einleitung und theoretischen Rahmen ausformulieren

6.5 Das Experiment: Wie bereitet man ein Experiment ...

Methode (kann enthalten)
- Studiendesign auswählen: z. B. 2 Messungen (Pre-/Post) einer (abhängigen) verbundenen Stichprobe oder 1 Messung zweier unabhängiger Stichproben
- Stichprobe beschreiben (Alter M=XX, SD=XX, Geschlecht, Ausbildungsjahr etc.)
- evtl. Ein-/Ausschlusskriterium
- Studiendesign
- Messinstrument (z. B. Fragebogen mit Reliabilität Cronbachs alpha)
- Statistische Methode (Statistikprogramm für die Analyse & Signifikanzniveau)
- Durchführung

Beachten: Die Methode muss so ausführlich beschrieben sein, dass ein/e zweite/r Forscher/in die Studie wiederholen kann.

Ergebnisse
- Deskriptive Statistik relevanter Variablen
- Prüfung der Normalverteilung (mit Abbildung, Tabellen nach APA)
- Wenn Normalverteilung: T-Test: t(df)= X.XXX, p<.05
- Wenn keine Normalverteilung bei abhängiger Stichprobe Wilcoxon: $z =$ -X.XXX, p<.05
- Wenn keine Normalverteilung bei unabhängiger Stichprobe Mann-Whitney: Mann-Whitney-U-Test: $U =$ XX.XXX, p <.05
- Keine Interpretation der Ergebnisse!

Beachten: Die Ergebnisse sind eine reine Beschreibung der Ergebnisse, keine Interpretation dieser.

Diskussion
- Untersuchungsfrage und Hypothesen wiederholen
- Ergebnisse interpretieren
- Zusammenhang herstellen zum theoretischen Teil
- Limitation der Studie/Ausblick
- Schlussfolgerung

> Beachten: Die Forschungsfrage muss beantwortet werden, außerdem müssen die Ergebnisse im Zusammenhang mit der Theorie aus der Einleitung interpretiert werden.
>
> **Fazit**
> - ½ Seite Zusammenfassung der wichtigsten Erkenntnisse
> - Allgemeiner Schluss
>
> Beachten: Im Fazit wird kurz aber prägnant auf die wichtigsten Ergebnisse oder Erkenntnisse eingegangen.

6.5.3 Was versteht man unter einer Intervention?

Eine pädagogische Intervention ist eine Maßnahme, die geplant wird, um eine Veränderung, z. B. eine Verbesserung in einer bestimmten Situation oder in einer bestimmten Gruppe, zu erreichen. Interventionen werden häufig in der Medizin, Pädagogik, Psychologie oder Sozialarbeit eingesetzt. Mithilfe einer Intervention kann der Nutzen einer bestimmten Unterrichtsgestaltung oder die Veränderung von Einflussfaktoren für eine bestimmte Zielgruppe untersucht werden.

▶ Weiterführende Literatur:

- Eldredge, L. K. B., Markham, C. M., Ruiter, R. A. C., Fernàndez, M. E., Kok, G., & Parcel, G. S. (2016). Planning health promotion programs: An Intervention Mapping approach (4th ed.). Hoboken, NJ: Wiley.

Beispiel

Beispiele für mögliche Interventionen in einem pädagogischen/didaktischen Kontext:

- Maßnahme zur Unterstützung von Lernenden mit Lernschwierigkeiten,
- Auswahl einer geeigneten Unterrichtsmethode an die Bedürfnisse der Lernenden,

- Nutzung von Medien zur Lernunterstützung.

Beispiele für mögliche Interventionen in einem medizinischen Kontext:

- Einsatz einer Therapie zur Behandlung von einer Krankheit,
- Gesundheitskampagne zur Prävention von einer Krankheit.◄

Für die Entwicklung einer Intervention sollten zwei Gruppen miteinander verglichen und Gemeinsamkeiten und Unterschiede der Gruppen beschrieben werden. Bevor eine Intervention durchgeführt werden kann, muss die Intervention im Detail geplant werden. Zunächst muss das Problem innerhalb einer bestimmten Gruppe, z. B. erwachsene Lernende, beschrieben werden. In der Einleitung muss deutlich herausgearbeitet werden, welches Problem oder welche Herausforderung mithilfe der Intervention gelöst werden soll. Als nächstes muss die Forschungsfrage ausformuliert werden und das Ziel der Intervention genauer beschrieben werden. Im Kontext einer Bachelorarbeit wird eine Intervention mit einer kleinen Gruppengröße als Pilotprojekt getestet. Der Umfang und die Gruppengröße müssen hier in den zeitlichen Rahmen der Bachelorarbeit passen. Während der Entwicklung einer Intervention muss außerdem bestimmt werden, wie bzw. mit welchem Mittel die Wirksamkeit der Intervention gemessen wird. Häufig werden Fragebögen oder Tests verwendet, um die Wirksamkeit von Interventionen zu testen.

1. Wie lautet das Problem, das mithilfe der Intervention gelöst werden soll?
2. Wie lautet die Forschungsfrage?
3. Was ist das Ziel der Intervention?
4. Entwicklung und Planung konkreter Schritte für die Umsetzung der Intervention; es wird festgelegt, wie die Wirksamkeit der Intervention gemessen werden kann.
5. Die Intervention wird mithilfe einer Pilotstudie getestet.
6. Die Wirksamkeit der Intervention wird getestet, z. B. durch einen Fragebogen oder Test.

Zur systematischen Entwicklung und Implementierung einer Intervention empfiehlt sich die Vertiefung in das Intervention Mapping (Eldredge et al. 2016). Das Intervention Mapping ist in der Pädagogik, Psychologie und Gesundheitsförderung etabliert, um wissenschaftlich fundierte und praxisnahe Maßnahmen für eine bestimmte Zielgruppe zu entwickeln.

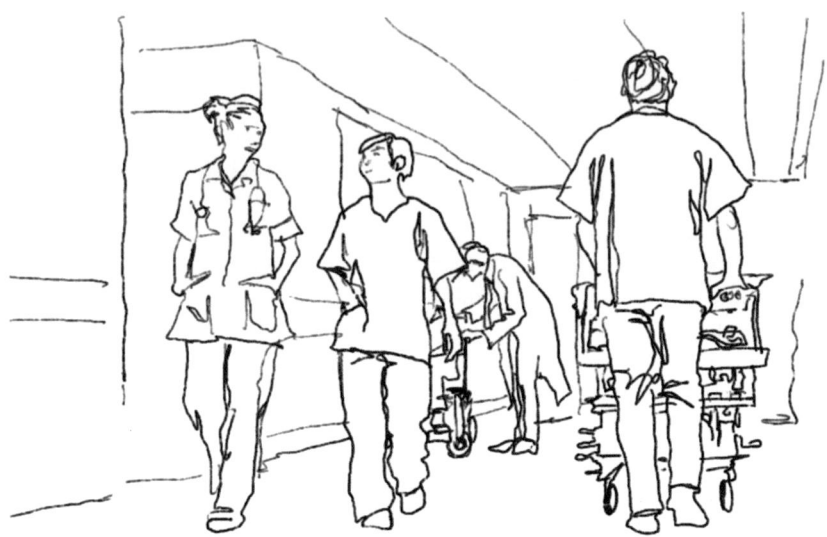

Abb. 6.1 Auch interprofessionelle Fragestellungen können in Studien untersucht werden

Die Besonderheit beim Intervention Mapping sind die klar vorgegebenen Schritte:

1. Führe eine Problemanalyse durch.
2. Definiere Veränderungsziele.
3. Wähle Interventionsmethoden.
4. Entwickle eine Intervention.
5. Plane die Intervention innerhalb eines Pilotprojekts.
6. Erstelle einen Evaluationsplan.

(Eldrigde et al. 2016)

Merke: Forschung und Wissenschaft sind überall zu finden, auch in einem ganz normalen Klinikalltag wie auf Abb. 6.1. Hier könnte beispielsweise gefragt werden: Wie wichtig sind die kurzen Gespräche auf dem Flur für die Mitarbeiter:innen?

Literatur

Baur N, Blasius J (Hrsg.) (2022). Handbuch methoden der empirischen Sozialforschung. 10(978–3). Wiesbaden: Springer VS.

Blümle A, Lagrèze WA, Motschall E (2018) Systematische Literaturrecherche in PubMed. Zeitschrift für Pneumologie 15(5):359–376

Eldredge LKB, Markham CM, Ruiter RAC, Fernàndez ME, Kok G, Parcel GS (2016) Planning health promotion programs: An Intervention Mapping approach, 4. Aufl. Wiley, Hoboken, NJ

Fink A (2014) Conducting research literature reviews: From the Internet to Paper, 4. Aufl. Sage Publication, Los Angeles, London, New Delhi, Singapore, Washington DC

Flick U (2020) Gütekriterien qualitativer Forschung. In: Mey G, Mruck K (Hrsg) Handbuch Qualitative Forschung in der Psychologie. Springer, Wiesbaden. https://doi.org/10.1007/978-3-658-26887-9_30

Gerschel T, Prokop S, Schulze L, Feige T, Zschieschang A, Barbe MT,... Falkenburger B (2024) Wie die Umsetzung einer Schule für Menschen mit Parkinson-Krankheit gelingen kann–Ergebnisse eines Konsensusverfahrens und einer formativen Evaluation. Der Nervenarzt 95(6): 539–543

Griese L (2022) Gesundheitskompetenz bei chronischer Krankheit in Deutschland: ein Scoping Review. Prävention und Gesundheitsförderung (17), 104–112. http://dx.doi.org/17. https://doi.org/10.1007/s11553-021-00843-y.

Heil EA (2021) Methode der systematischen Literaturrecherche. Einstieg mit Erfolg 2020. https://doi.org/10.22029/jlupub-17189

Himmler F, Amberg M (2013) Die Digitale Fabrik – eine Literaturanalyse. Wirtschaftsinformatik, 11.

Kuckartz U, Rädiker S (2022) Datenaufbereitung und Datenbereinigung in der qualitativen Sozialforschung. In Handbuch Methoden der empirischen Sozialforschung. pp. 501–516. Wiesbaden: Springer Fachmedien Wiesbaden.

Mayring P (2022) Qualitative Inhaltsanalyse: Grundlagen und Techniken (13. Neuausgabe). Julius Beltz GmbH & Co. KG. KG: Weinheim, Germany

Mayring P, Fenzl T (2022) Qualitative Inhaltsanalyse. In: Baur N, Blasius J (Hrsg) Handbuch Methoden der empirischen Sozialforschung. Springer VS, Wiesbaden. https://doi.org/10.1007/978-3-658-37985-8_43

Schneijderberg C, Wieczorek O, Steinhardt I (2022) Qualitative und quantitative Inhaltsanalyse: digital und automatisiert: Eine anwendungsorientierte Einführung mit empirischen Beispielen und Softwareanwendungen. Beltz Juventa, Weinheim Basel.

Sedlmeier P, Renkewitz F (2018). Forschungsmethoden und Statistik für Psychologen und Sozialwissenschaftler. (3rd ed.). Pearson Deutschland. https://elibrary.pearson.de/book/99.150005/9783863268084

Von Elm E, Schreiber G, Haupt CC (2019) Methodische Anleitung für scoping reviews (JBI-Methodologie). Z Evid Fortbild Qual Gesundhwes 143:1–7

MIX
Papier aus verantwortungsvollen Quellen
Paper from responsible sources
FSC® C105338

If you have any concerns about our products,
you can contact us on
ProductSafety@springernature.com

In case Publisher is established outside the EU,
the EU authorized representative is:
**Springer Nature Customer Service Center GmbH
Europaplatz 3, 69115 Heidelberg, Germany**

Printed by Libri Plureos GmbH
in Hamburg, Germany